Nブックス　実験シリーズ

調理科学実験〔第2版〕

編著　長尾 慶子・香西みどり
共著　和泉眞喜子・後藤 千穂・後藤 昌弘・小林 理恵・竹下真理子
土屋 京子・永嶋久美子・升井 洋至・松本 美鈴

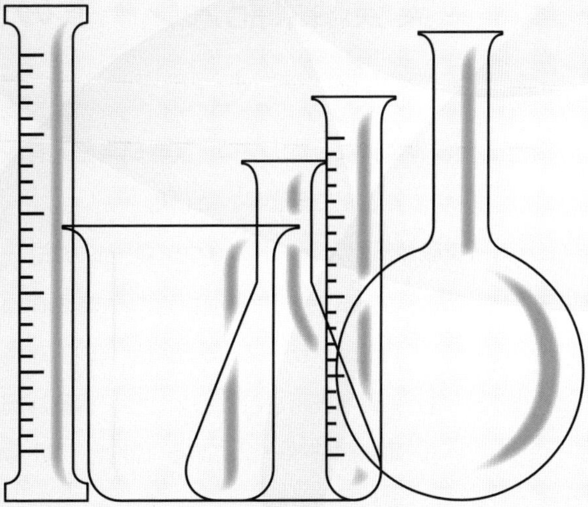

建帛社
KENPAKUSHA

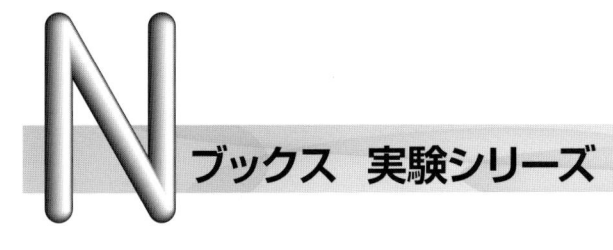

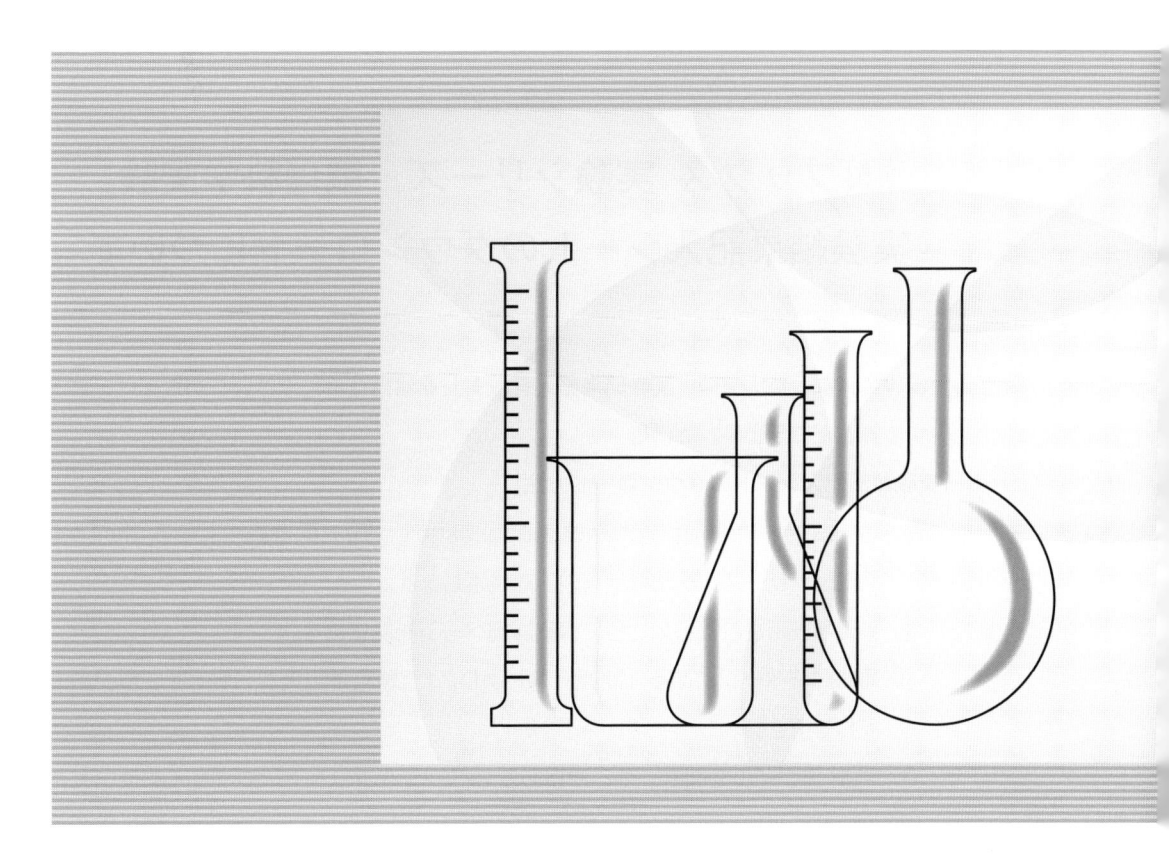

『Nブックス 実験シリーズ　調理科学実験』
実験結果記入シートのダウンロードについて

本書に掲載した実験の**「実験結果記入シート」**を建帛社ホームページからダウンロードすることができます。ご活用下さい。

[実験結果記入シートのダウンロード方法]

① ホームページ（https://www.kenpakusha.co.jp/）の書籍検索から『Nブックス実験シリーズ　調理科学実験』を検索します。

② 本書が表示されたら，さらに書籍詳細ページを開きます。

③ 書籍詳細ページにある「関連資料」より，「実験結果記入シート」をダウンロードして下さい。

④ PDF ファイルを開き，そこから必要なページをプリントアウトしてお使いください。

＊ PDF ファイルを閲覧するためには，Adobe Reader が必要です。
Adobe Reader は無償で配布されています。https://www.get.adobe.com/jp/reader/

はじめに

調理とは何かとの問いに対する簡潔な答えの一つは「食品をおいしい食物にすること」である。調理という操作によって引き起こされるさまざまな食品の変化を科学的にとらえる学問が調理科学であり，調理の過程で起こるさまざまな現象を把握し，なぜそのような現象が起こるか，食品はどのように変化するかということと嗜好性の高い食物を調製するという両視点に基づいて発展してきた。

現象を把握し，なぜかを考える調理科学という学問において実習と実験は必須である。実習においては実際に調理してみることで調理過程で起こる食品の変化や，嗜好性の高い食物を調製するうえでの問題点が把握され，実験においては食品がどのような条件のときどのように変化するかが明らかにされる。調理科学実験の難しさは，調理過程で起こるさまざまな現象の再現性にある。食品そのものが複雑系であり，個体差が大きいこと，さらに調理操作に伴う食品の変化が複雑でさまざまな要因がかかわっていることなど，調理科学実験を難しくする要因は数多くある。調理過程で起こる諸現象を理解するには，食品学に加え，物理学・化学・物理化学・生物学などの知識，さらに統計処理も必要となり，やればやるほど新たな問題が生じることもある。このことは調理科学実験を行うことでいろいろな視点からの考察が必要とされることでもあり，食物に対する興味・関心がより深まることが期待される。

本書はこれまでの調理科学実験書に多くみられる食品別の実験に，調理科学実験の基礎，味覚に関する実験，加熱操作および非加熱操作に関する実験を加え，さらに調理科学実験で使う客観的測定法を別立てでまとめた。各章ごとに実験の目的，基礎知識，注意点，課題等の項目に分けて内容が整理され，各章で覚えるべき基本的事項を応用的事項である課題につなげる工夫がなされている。また各章は独立に書かれているのでどの章から実験を行ってもよく，全体を通してフローチャートで実験内容が整理されている。一部は調理実習の中で行うように改変して使用することが可能なものもある。

調理科学を勉強するうえで調理科学実験が非常に重要である理由の一つに，実験で再現性の高いデータを出す工夫が，そのまま客観的な調理条件の設定につながることがあげられる。学生のみならず食物にかかわる方々に調理科学のおもしろさを知る手がかりとして本書を活用していただけることを願ってやまない。

最後に本書の企画から出版まで多大な熱意をもって取り組んでくださった建帛社の松崎克行氏，宮﨑桂子氏に心から感謝の意を表する。

2009年３月

編者　長尾 慶子
香西みどり

もくじ

第1章　調理科学実験の基礎　（後藤昌）

第2章　味覚に関する実験　（長尾）

第3章　加熱操作に関する実験　（香西）

第4章　非加熱操作に関する実験　（和泉）

第5章　米・小麦粉の実験　（土屋）

第6章　野菜・果実・いもの実験　（竹下）

第１章　調理科学実験の基礎

1．実験を始める前に

1 調理科学実験の目的

調理は食品（食材）をすぐに食べられる状態（食物）にする行為をさすが，その過程にさまざまな操作が行われる。この操作の中には，成分の組織，物性の変化など科学的な側面と調理操作を行う技術的な側面がある。また，その背景に地域，国，宗教など文化的な側面ももっている。このため，大学における調理学は，科学的な裏づけに基づく理論の学習をする「講義」と，技術や感覚を学習する「実習」，理論と技術や感覚を科学的に解明したり理解したりできるセンスを身につける「実験」の３つから構成されていることが多い。

調理科学実験では，以下の４点を目的としている。

1．調理のコツを科学的にとらえて理解すること。
2．実験をとおして食品の扱いや調理性を理解すること。
3．おいしくつくる条件の再現性を高めること。
4．調理の疑問を科学的に解明し，発展させることができるセンスを養うこと。

2 実験を安全に行うために

調理科学実験では，調理学実習と同様の調理操作と化学実験・物性試験に準じた実験操作を行うため，安全に関しては両者の注意事項を十分理解しておく必要がある。

特に，けがや火傷，火災発生の防止には注意を払うべきである。さらに，薬品など食品以外の危険なものも取り扱っていることにも留意しなければならない。

また，実験室や調理実習室は共同で使用する場所であるから，各部屋で定められたルールやマナーを守ること，次に使用する人のことも考え，後片づけもきちんと行うことが必要である。

（1）基本的なマナー

常に整理整頓を心がけ，安全を確保しなければならない。特に避難路，非常口の確保を心がけること，非常口の開閉を確かめることを忘れない。

- 白衣を着用し，ボタンはきちんと止める。襟からフードを出したり，袖をまくったりしない。
- 靴は，運動靴のように底の低い脱げにくいものに履き替える。スリッパやサンダル，ハイヒール，ブーツは足の自由がきかず危険である。
- 長い髪の毛は必ず束ねること。
- マニキュア，指輪は調理学実習と同様外すこと。
- 実験台の上に大きな荷物（カバンなど）を置かない。

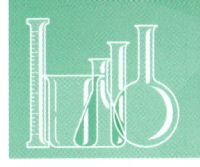

（2）応急処置

事故が起きたときはすぐに担当教員に報告するとともに，できるだけ早く適切な処置を行うことが必要である。

各実験室では専用の実験室マニュアルを作成・常備し，学生・職員に周知させること。

- 火　災：火元を消す。このため，ガスの元栓を閉め，可燃物を周りから除去することも必要である。簡単に消せない場合は，消火器を使用する。それでも手に負えない場合は速やかに消防に通報し，避難を行う（実験室マニュアルには連絡先電話番号等を明示すること）。
- 火　傷：流水や氷水で冷やす。
- ガラス器具の破損によるケガ：ガラスの破片が入っていないか調べ，流水で洗った後，消毒する。出血がある場合は止血を行う。火傷やけががひどい場合は，保健室で指示を受け，病院へ（まず病院に電話し，救急窓口などに急行する）。

3 実験器具について

（1）ガラス器具

主な器具の名称と用途を示す（図1－1参照）。

- ビーカー，フラスコ：溶液を入れたり，加熱したりする。
- メスフラスコ：溶液量を一定にする（定容）ために用いる。
- メスシリンダー：溶液の量を測定する。
- ピペット：溶液をとるために用いる。一定量をとるホールピペットと所定量以下の任意の量をとるメスピペット，駒込ピペットがある。
- ビュレット：管内に溶液を入れ，滴下させた溶液の量を測定する。主に滴定に用いる。

（2）ガラス器具の洗浄と乾燥

実験に用いたガラス器具は，終了後，試験管ブラシや専用の洗剤を用いて洗い，水道水でよくすすいで洗剤分を除いた後，蒸留水（またはイオン交換水）ですすぐ。ガラス器具は，調理器具と同じ感覚で，ふきんで拭いたりしてはいけない。通常は，乾燥棚かカゴで自然乾燥するが，急ぐ場合は温風乾燥機で乾燥する。ただし，容積を測定する器具は乾燥機には入れない。

ビュレットやピペットは洗剤を含む水に倒立させてつけておき，水道水で10回程度ゆすぎ，次いで蒸留水ですすぎ，乾燥させる。ビュレットやピペットは乾燥していればそのまま使えるが，ぬれている場合は，使用する溶液を通してから用いる。これを「共洗い」という。

（3）調理器具の扱い

調理科学実験では，調理学実習と同様にボウル，ざる，鍋，フライパン，おたま，菜箸，木べらなどの調理器具を用いて食材の洗浄や調理操作を行う場合が多い。これらの器具は，調理学実習に準じて正しく扱い，使用後はきれいに洗って片づける。特に調理器具を拭いたふきん等でビーカーなどの実験器具を拭かないように注意する。また，薬品を用いた実験を行う場合は，薬品が調理器具やふきんに付着しないように器具を先に片づけたり，離して置いたりするなど配慮しなければならない。

（4）測定機器について

実験で用いるさまざまな機器の扱いや原理については第11章で述べる。

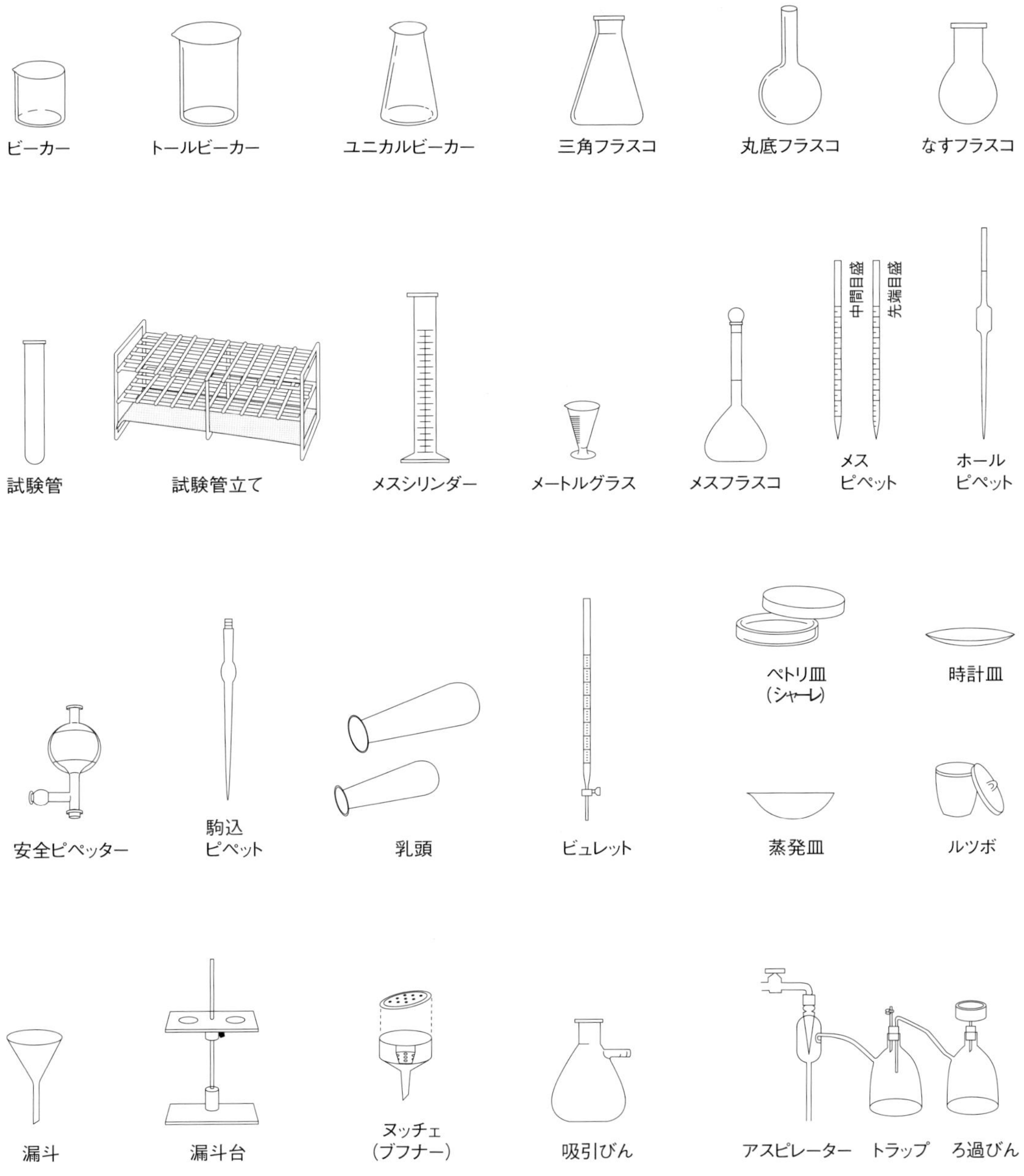

図1-1　調理科学実験で使用する主な器具

4 レポートの書き方

実験中に観察したことや得られた数値（データ）は教科書やメモ用紙などに書き込まず，実験用のノートに記録する。これをもとにレポート（報告書）を作成する。レポートは，実験で得られたことをまとめると同時に第三者に知らせるものとしてわかりやすく書くことが必要である。

レポートは，指定の用紙を用い，以下に示す形式で書くのが一般的である。このとき，他人の丸写しや，インターネットで検索して得られた内容をコピーして貼りつけることはしてはならない。特にインターネットは正しい情報だけでなく，誤った情報や誇大にかかれた情報も多くあり，十分な検証が必要である。また，提出期限を守ることもマナーのひとつである。

＜レポートの記載項目例とその内容＞

① 実験題名

② 実験日，天候，室温，湿度

③ 実験者名（作成者の他に共同実験者がある場合は区別して書く）

④ 実験の目的：簡潔に

⑤ 実験方法：材料，試薬，測定機器名，方法など教科書の丸写しでなく簡潔に

⑥ 実験結果：結果だけでなく，経過の観察，測定値に基づく計算なども示す。また，必要に応じて表や図を用いてもよい。

⑦ 考　察：実験で得られた結果と文献（書籍，学術雑誌）で調べた事柄を比較検討し，考えられることを述べる。想定した結果が得られなかった場合はその原因について考える。必要ならば，文献を引用しながら記述してもよいが，丸写しはよくない。また，インターネットのコピー＆ペーストをしてはならない。

⑧ 参考文献または引用文献

参考あるいは引用した文献は例１，２のような順でその出所を明示する。

例１）著者名：書籍名，用いたページ，出版社名（発行年，西暦）

例２）著者名：論文名，学術雑誌名，巻（号），用いたページ（発行年，西暦）

＊①～③を記載したページを表紙としてもよい。

調理科学実験レポート

閾値の基礎実験

1．検知閾値と認知閾値の実験

実験日：○○年○月○日
天　候：晴れ
室　温：○℃
湿　度：○%

氏名：○○　○○

図1-2　レポートの表紙例

2．測定の方法と原理

1 濃度の計算　パーセント・モル

調理では，外割と称して食材料 100 に対して加える調味料の割合を用いてパーセント濃度で示すことがある。しかしながら，調理科学実験においては化学実験と同様，重量もしくは容積をもとにして濃度を示すことが基本である。

（1）パーセント（%）

1．**重量パーセント濃度（wt%）**：最も一般的な表し方で，溶液（溶質＋溶媒）100g 中に含まれる溶質の量を g 数で示したもの。

2．**容積パーセント濃度（vol%）**：溶液 100mL に含まれる溶質の量を mL 数で示したもの。溶質が液体の場合に用いられる。

3．**重量/容積パーセント（wt/vol%）**：溶液 100mL 中に含まれる溶質の量を g 数として示したもの。

（2）モル（mol　M）

溶液 1L に溶けている溶質のモル数をモル濃度（ mol/L ）と呼ぶ。例えば，グルコース（ブドウ糖，$C_6H_{12}O_6$）の分子量は，180 である。これを水に溶かして 1L としたものを 1 モル溶液と呼び，1M と表す。

2 有効数字

重量や容量を測定する目盛のある器具では，最小目盛の 1/10 桁まで読む。この最小目盛の 1/10 の位は目測であるため，測定する人により読みとり方が異なるため誤差を含む。しかしながら，実験としては意味のある数値である。この数値を有効数字という。一般に 25mL のビュレットの場合，最小目盛は 0.1mL であるから，0.01mL まで読みとれる。この小数第 2 位までの数値が有効数字である。このように，有効数字は，確かな数字に，ある程度不確実さを含む数字を 1 桁加えて表すのが普通である。電卓やパソコンソフトを用いて計算を行い，表示される桁数すべてを記載するのは意味のないことである。

有効数字を扱うとき，0 の取り扱いには注意が必要である。例えば，16.08 の場合の有効数字は，1，6，0，8 の 4 個（4 桁）であるが，0.0019 の場合の 0 は位取りを示すもので，有効数字は 1，9 の 2 個（2 桁）である。このように 0 でない最高の位から数えた有効数字の個数を有効桁数という。

ワンポイントアドバイス

1.5 と 1.50 は同じ値か
1.5 は小数第 1 位を目測で読んだ値で，有効数字は 2 個（有効桁数は 2 桁）。1.50 は小数第 2 位を目測で読んだ値で有効数字は 3 個（有効桁数は 3 桁）となり，意味は大きく異なる。

（1）有効数字の丸め方

有効桁数をそろえるときに端数処理する最も一般的な方法は四捨五入である。四捨五入とは数を「丸める（round）」方法のひとつである。厳密には以下の方法で行う。

1．丸められる数の最初の桁の数字が４以下（４または４より小さい）ならば切り捨てる。

例：14.24｜4 → 14.24（小数点以下第三位で四捨五入。以下同じ）

2．丸められる数字が５で，あとに数字がないか０だけのときは丸めの誤差の累積を避けるため，すぐ上の桁が偶数ならば切り捨て，奇数ならば切り上げる。

例：14.24｜5 → 14.24

例：14.23｜5 → 14.24

3．丸められる最初の桁の数字が６以上または５に０でない数字が続くなら切り上げる。

例：14.24｜6 → 14.25

14.24｜501 → 14.25

（2）有効数字の計算

異なった有効桁数をもつ数値の計算を行う場合，その計算結果の有効桁数は以下のようにする。

1．加減（和と差）：小数点以下の桁数の最も小さい値に合わせて四捨五入で丸め，計算する。

例：

16.6	→	16.6
3.325	→	3.3
+ 0.262	→	+ 0.3
20.187		20.2

2．乗除（積と商）：有効桁数の最も小さい数にそろえてから計算する。

例：3.345 × 7.2 × 0.4353 × 4.41 → 3.3 × 7.2 × 0.44 × 4.4 = 45.99936 → 46

上の例の式では，有効桁数は 7.2 が最も小さく２桁であるため，すべての数値を２桁に丸め計算式を書き直すと矢印の右の式となり，その積は 45.99936 となるが，有効桁数は２桁であるから，最終的には丸めて 46 とする。

3 重　さ

重量の測定は，台秤（上皿自動秤）や電子天秤などの秤を用いる。秤の種類によって測定できる最大量（秤量）が同じでも，最小目盛（感量）に差があるので，測定する目的に合わせて精度のある秤を選ぶ必要がある。

また，電子天秤の場合，容器を乗せて風袋除去し，その上に測定するものをのせると測定がしやすい。しかしながら，例えば 600g 秤量の秤に 500g の片手鍋をのせ，風袋除去して表示を０にした後，砂糖 150g を量ろうとすると見かけは測定できるように思われるが，実際は秤量を 50g オーバーすることになり，測定できないので注意が必要である。

4 体　積

液体の体積の測定は，ピペット，メスシリンダー，ビュレットなどを用いる（図1－1参照）。三角フラスコやビーカーにも目盛がついているものがあるが，正確ではないので目安程度にしか用いない。

メスシリンダーは，水平な台に置き，測定する液体を入れ，目の位置が液面と同じ高さになるようにして，目盛を読む。液面は両端が盛り上がった曲面（メニスカス）として見えるが，最底部の目盛を読みとる。

固体の体積の測定は，試料の性質により２つの方法がある。

1．水を用いる方法（水置換法）：野菜など水にぬれても体積に変化のない試料に用いる。

❶ メスシリンダーに一定量の水を入れて目盛を読む

↓

❷ 測定する試料を沈めて目盛を読み，両者の差，増加分を試料の体積（cm^3）とする

☞試料が浮く場合は全体が水中に入るように押し入れて測定する。

2．菜種または粟粒を用いる方法（菜種法）：パンやケーキのスポンジ生地など水でぬれると体積が変わる試料に用いる。

❶ 測定する試料が入る大きさの測定用容器（ボウルや大型ビーカーなど）に，菜種（アブラナの種子）または粟粒（アワの種子）を山盛り入れ，表面を定規か角棒で平らにすり切り，容器内の菜種（または粟粒）を別の器に移す（測定用菜種）

↓

❷ 測定容器よりも大きいボウルの中に測定容器を置き，別の器に移した測定用菜種の一部を入れて，表面を平らにならす

↓

❸ 上に測定試料を置き，その上から残りの菜種を全量入れ，表面が平らになるようすり切る

↓

❹ ボウルの中（測定容器の外側）にあふれた菜種をメスシリンダーに入れ，体積を測定する。この体積を試料の体積（cm^3）とする

5 密度（比重）

密度とは，「単位体積当たりの質量」をいい，kg/m^3，g/cm^3，kg/L で表す。比重とは，「ある物質の単位体積の質量（密度）と標準物質（基準となる物質）の単位体積の質量の比」である。

標準物質は，液体や固体については純水（温度を指定しない場合は4℃），気体に対しては空気とする（気圧は標準大気圧）。比重は，質量の比であるから単位がつかない無名数である。

純水の場合，4℃，標準大気圧下での密度は 0.999973g/cm^3 で，ほぼ 1.0g/cm^3 であるから，比重と密度の値は，ほぼ同じ値となる。したがって，比重が1より大きい物質は水に沈み，1より小さい物質は水に浮くことになる。

液体の比重測定は，通常，比重計（浮秤（うきばかり））を用いる。比重計は，一種のおもりのついた浮きで，液体の中に入れると，おもりが液体の中に入った体積に相当する液体の重さの分だけ浮力を受け，重さと浮力とが吊り合うところまで液体の中に入る。そこで，おもりが常に一定の方向で液体の中に入るよう中空ガラス管の底部に鉛をおもりとし，管の上側面に目盛をつけ，液面の位置によって液体の比重を測ることができるようにしたものである。液体にはいろいろな比重があるので，JIS規格では標準比重計として 0.007 ～ 1.850 まで計測できる 19 本組や 0.007 ～ 2.000 まで計測できる 7 本組が市販されている。また，塩水，しょうゆなどに用いるボーメ計，牛乳専用の牛乳比重計や酒精計，日本酒計などがある。

比重計は，測定する液体を入れたメスシリンダーに浮かべ，静止した後，2，3目盛沈めてから手を離し，再度静止した後，液面と接する比重計の目盛を読みとる。

固体の比重は，試料の重量を測定した後，前項 2．菜種法 で体積を求め，以下の式で計算する。

$$\text{比重} = \frac{\text{重量（g）}}{\text{体積（cm}^3\text{）}}$$

卵白の泡やケーキの生地などの場合は，ペトリ皿や大さじを用いて測定する。まず，ペトリ皿（または大さじ）の重量を量り，これに水をすり切れまで入れて重量を測定し，その差を求める（水の重量）。次に，同じペトリ皿（または大さじ）に測定試料をいっぱいまで入れ，ヘラですり切った後，重量を測定する。

$$\text{比重} = \frac{\text{試料の重量（g）}}{\text{水の重量（g）}}$$

6 温度の測定

（1）棒状温度計

アルコール，水銀などをガラス管に封入し，目盛をつけたものが市販されている。−100〜0℃の低温域はアルコール温度計，200℃以上の高温域は水銀温度計がよい。−50〜200℃は，高い精度が必要な場合は水銀，それほど精度を必要としない場合はアルコールを用いるのが一般的である。

目盛を読むときは，温度計の目盛の指示位置と視線が直角になるようにする。

（2）熱電対温度計

異なった金属の両端を接合した回路をつくり，その接点を異なった温度で保つと温度差に応じた熱起電力により電流が生じ，回路に流れる（ゼーベック効果）。これを利用して接合した接点を対象物に，もう一方の接点を熱起電力を読みとれる計器に接続し，測定値を読みとることで温度測定ができる。この原理を利用した二種の異なった金属線の組み合わせを熱電対という。熱電対の金属の組み合わせや測定温度範囲はJIS規格に定められており，多くの種類がある。

一般にセンサー部は注射針型（ニードル型），先丸形など金属製の保護管に封入されたものと，折り曲げ可能なフレキシブルなもの，表面温度の測定がしやすいテープ状や円盤状のものなど用途に合わせた種々の形状がある。また，計測器もデジタル表示だけでなく，複数のセンサーの経時変化を自動的に記録するロガーと呼ばれるものもある。

（3）サーミスタ温度計

サーミスタは，温度の変化で抵抗が変わる一種の半導体のことで，この性質を利用して温度測定する。精度が比較的高く，熱電対と同様いろいろなタイプのセンサと計測器がある。

（4）ファイバー温度計

電子レンジはその加熱方法の性質上，金属である熱電対温度計は用いることができない。このため電子レンジについては光ファイバー式温度計を用いる。マグネシウム蛍光体をファイバーの先端につけ，ファイバーを通して閃光をあてると蛍光輝度の減衰が温度に応じて変化する性質を利用して温度を測定する。センサー，本体とも高価であることが難点である。

（5）赤外線放射温度計

物体に直接触れずに，物体の表面から放射される赤外線をセンサーで感知し，温度を測定することができる。ただし，表面温度の測定しか用いることができない。

7 比　　熱

一定の圧力または一定の体積条件下で 1g の物質の温度を 1K（ケルビン：絶対温度単位）（℃）上げるのに必要な熱量をその物質の比熱といい，J/g·K で表す。水の比熱容量は，18℃で 1cal/（g·K） ＝ 4.184 × 10^3J/kg·K である（1kcal ＝ 4.184kJ）。

物質は比熱が決まっていて，比熱を求めることでその物質が何であるかを推定できる。また，比熱は，水と比べた温まりやすさを表す。比熱の小さい物質は，冷めやすい。これは，少しの熱量で温度が大きく変化しやすいからである。

また，ある物質 1 モルの温度を 1K（℃）上げるのに必要な熱量のことを「モル比熱」という。これには，「定圧モル比熱」と「定積モル比熱」がある。前者はその物質の置かれた環境の圧力を一定に保ちながら加熱した場合，後者はその物質の体積を一定に保って加熱した場合に必要な熱量である。定圧モル比熱では，加えた熱量の一部が周囲の圧力に逆らって熱膨張するので定積モル比熱より少し大きな値を示す。したがって「モル比熱」といったときは，そのどちらであるか示すことが必要である。単位はどちらも J/mol·K が用いられる。

さまざまな物質がもつ比熱（熱容量）の値は，理科年表や化学便覧に記載があるので参照されたい。

表1-1　主な物質の比熱容量

物　質　名	比熱容量（18℃）（kJ/kg・K）	物　質　名	比熱容量（18℃）（kJ/kg・K）
水	4.2	鉛	0.130
エタノール	2.4	白　　金	0.134
ベンジン	1.7	銀	0.23
水　　銀	0.14	銅	0.38
ガ　ラ　ス	0.80	鉄	0.44
		アルミニウム	0.90

8 沸点と圧力

沸点は，液体が沸騰する温度をいい，沸騰点とも呼ぶ。正確にはある物質の共存する液相（液体）と気相（蒸気）が平衡状態にある温度をいう。沸点に達した液体はいたるところで気化を生じ，気泡が湧き上がるように発生する。この状態を沸騰と呼ぶ。

純粋な液体の沸点は一定圧力下では，その液体に固有の値となるが，圧力が異なると変化する。例えば水の 1 気圧での沸点は約100℃（正確には99.974℃）であるが，富士山など高度が高く，気圧が低いところでは100℃より低い温度で沸騰する。また，液体に物質が溶けていると沸点は上昇する（沸点上昇）。

沸点と水蒸気圧

空気が含むことができる水蒸気量を水蒸気圧で表す。一定温度では限界があり，限界まで水蒸気を含んだときの水蒸気圧を飽和水蒸気圧といい，そのときの温度が沸点に相当する。水の飽和蒸気圧は100℃のとき1気圧であり，20℃では0.02気圧となるので，真空包装を20℃で行うと袋の中でぷつぷつと水が沸騰している。

9 ノギスの使い方

ノギスとは，定規（スケール）と幅を図る道具（パス）を一体化した測定器で，図1－3に示したように本尺目盛，副尺目盛，クチバシ（カラス口），ジョウ，ディップスバーからなっている。0.05mm までの精度で測定ができる。近年は，測定値をデジタル表示するデジタルノギスもあるが，ここでは，標準的なノギスの使い方を説明する。

実際のノギスにおいては，19 目盛（19mm）を20等分したものを使用している。つまり，副尺の1目盛は，19/20 ＝ 0.95mm になり，本尺との差 0.05mm （ 1mm － 0.95mm ）までの数値を読むことができる。

最近は，本尺の 39mm を 40 等分（1目盛 0.05mm ）し，副尺の目盛間隔を広くしたロングバーニヤ形式が多く使用されている。

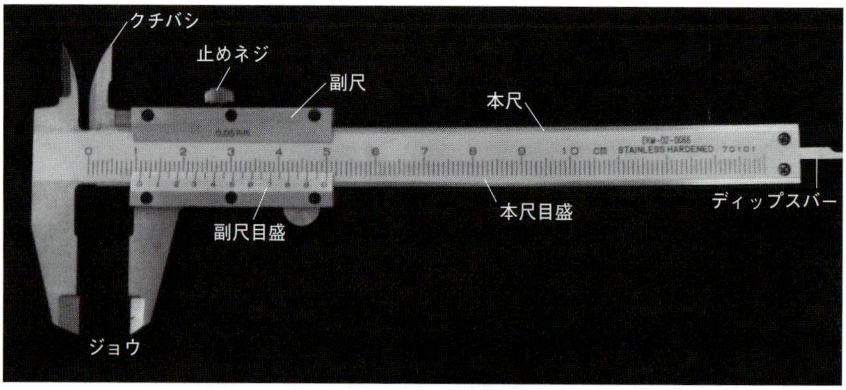

図1-3　ノギスの各部の名称

目盛の読み方

❶ 副尺の目盛0よりも左にある本尺の目盛（ 12mm ）を読みとる

↓

❷ 本尺の目盛と副尺の目盛が一致する部分の副尺目盛（ 0.95mm ）を読み，これら2つの値を足したものが，測定値（ 12.95mm ）となる

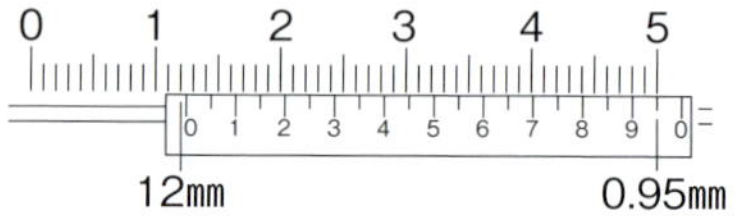

図1-4　ノギスの目盛の読み方

ノギスの語源

ノギスは，英語ではvernier calipers（バーニヤ　カリパー）という。バーニヤとは，副尺の意味で，カリパーは，2本の足をもった測定器，例えば，compasses（コンパス）などとほぼ同意語になる。バーニヤは，フランス人のP. Vernierによって発明され，その名をとって名づけられた。これがドイツに渡り，Nonius（ノニス＝副尺）となり，その後，ドイツから日本に輸入されたため、この測定具を「ノニス」と呼ぶようになり，言いにくさから「ノギス」と呼ばれるようになったと言われている。

10 試薬の調製

実験に用いる薬品を総称して試薬と呼ぶ。試薬には危険なもの(引火性，爆発しやすいもの，毒性のあるもの）もあり，取り扱いには注意が必要である。

市販の試薬には，JIS規格に定められた特級試薬，一級試薬とJIS規格以外のものがある。また，残留農薬試験用などの特殊試薬，純度や濃度を求める場合に使う標準試薬がある。

1．実験の目的に合わせた試薬を選択する。
2．使用前に試薬の性質をよく調べておく。手につくと危険なものや眼に入ると危険なもの，ガスが発生するものなどの場合は，手袋やゴーグルの着用，ドラフター内で換気しながら行う，マスクを着用するなどの配慮が必要である。
3．通常，固体の試薬は金属製の薬さじを用いるが，材質が試薬と反応しないか注意が必要である。反応する場合は，樹脂製のさじかガラス棒を用いる。
4．液体試薬の栓をとるときは，試薬びんの口を人のいない方に向け，静かにあける。別の容器に移す場合は，ガラス棒を伝わせて入れるとこぼさない。このとき，ガラス棒は容器の底につけておくと液体が外に飛び散らない。
5．実験台で作業をする場合は，実験台のそばにかがんで顔を近づけないようにする。
6．少量の液はスポイトや駒込ピペットでとり出す場合があるが，振り回したり，使用後，台の上に直に置いたりしない。
7．試薬びんに貼られているラベルは，汚したり，はがしたりしないよう注意する。
8．調製した溶液などを保存する場合は，必ずラベルを貼り，内容物がわかるようにしておく。この際，調製した年月日や調製者も書き込んでおくとよい。
9．試薬は必要な分だけとり出し，とりすぎても元には返さない。
10．試薬の使用後は，必ずふたをして，所定の位置に戻しておく。

3. その他

1 化学便覧・理科年表

日本化学会が刊行する「化学便覧　基礎編」は，化学の分野について精度の高いさまざまなデータが記載されたデータ集である。化学に関する単位の扱い，元素と単体の種類，化合物の命名法や性質，化学実験材料の特性とデータ，化学平衡，化学反応など化学に関するほとんどの事項が網羅されている。

また，国立天文台が毎年発行する「理科年表」も同様のデータ集である。物理/化学部において単位，元素，密度や粘度などの機械的物性，熱と温度など調理科学に関連する事項のデータが記載されている。

2 緩衝液

溶液に酸や塩基（アルカリ）を加えても，蒸発や希釈によって濃度が変化しても pH が大きく変わらない作用を緩衝作用といい，この性質をもつ溶液を緩衝液（バッファー）という。緩衝液は，弱酸とその塩の混合液または，弱塩基とその塩の混合液が一般的である。緩衝液の pH は，用いる物質の組み合わせや，その割合によってある程度自由に決めることができる。主な緩衝溶液の例として，酢酸緩衝液（酢酸 ＋ 酢酸ナトリウム），リン酸緩衝液（リン酸 ＋ リン酸ナトリウム），クエン酸緩衝液（クエン酸 ＋ クエン酸ナトリウム）などがある。濃度と pH の組み合わせについては，理科年表や化学実験関連のテキストなどに記載があるので参照するとよい。

水の緩衝作用

中性の水の水素イオン濃度（$[H^+]$）は10^{-7}mol/LでpHは7である。この水１Lに1mol/Lの塩酸を1mL加えると塩酸の濃度は1/1,000に相当する10^{-3}mol/Lとなり，pHは3である。pHが４違うということは10の4乗，すなわち10,000倍水素イオンが増加したことになり，加えた水素イオン（H^+）がその分だけいることになる。OH^-の場合も同様に考えるが，水のように加えたH^+，あるいはOH^-がそのまま残るようなものは「緩衝作用がない」ことになり，水はその代表例である。緩衝液では，例えば酢酸と酢酸ナトリウムが混在するときのように，そこに水酸化ナトリウムを少し加えても酢酸と反応して「酢酸ナトリウムと水」ができるだけでpHがあまり変化しないので緩衝作用があるといえる。

3 温　度

（1）ガスの炎

加熱器具の燃料として用いられるガスは，都市ガスとプロパンガスである。都市ガスは，7種類あり，地域により種類が異なるが，都市部の大手ガス会社では13A（主成分はメタン）が主である。プロパンガスは，液化石油ガス（LPG）の商業用語であり，主成分はその名のとおりプロパンである。

ガスの炎は，赤黄色は不完全燃焼炎で，空気を入れると青色の完全燃焼炎になる。また，炎は，図1-5のように外側と内側で温度が異なる。

加熱器具の主なものにガスバーナー（図1-6）がある。

ガスバーナーの使い方は，下方にあるガス量調節コックA，空気量調節コックBの両方を閉じ，ガスの元栓を開いた後，Aを半分ほど回して開き，すぐに火をつける。Aでガス量を調節し，炎を適当な大きさに調整した後，Bを回して赤い炎をなくす。消すときは，逆の手順でB（空気コック），A（ガスコック），元栓の順に閉じる。

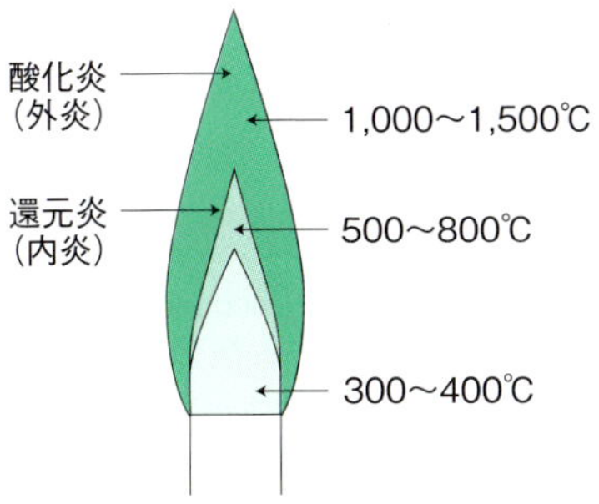

図1-5　炎の温度分布

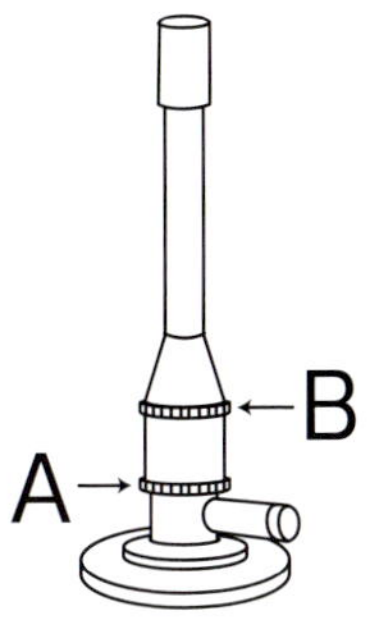

図1-6　ガスバーナー

（2）ホットプレート・フライパン

ホットプレートやフライパンで加熱する「焼く，炒める」などの調理は，加熱温度が180℃程度である。焦げつきを防ぐために「フッ素樹脂コーティング」したものが多くなっているが，フッ素樹脂の耐熱温度は260℃程度であるから，焼く，炒める程度の温度では連続使用しても問題はない。しかしながら，強火で加熱を続けたり，空焼きしたりするとこの温度をはるかに超えてしまう場合がある。フッ素樹脂は327℃を超えるとやわらかくなり，390℃付近で気化を始める。

ホットプレートは電気式の場合，温度調整が自動的にされるが，フライパンをガスコンロに置いて，強火で加熱を続けた場合は，樹脂がはがれ焦げつくようになる場合があるので注意が必要である。

第2章　味覚に関する実験

ここでは味の閾値や識別能力を調べる味覚試験と，使用頻度の高い官能評価の手法についての演習例をあげる。必要に応じて各章の実験に応用していただきたい。

1．閾値の基礎実験

基礎知識

閾　値

閾値とは刺激を感知できる最小の強さをいう。その中で溶液の味が水とは違うと識別できる最低濃度が検知閾値，それが何の味であるかを知覚できる最低濃度が認知閾値である。

また，各味の相違が感知できるか否かの濃度差を弁別閾値という。

1 検知閾値と認知閾値の実験

目　的

- 塩，酸，甘，苦，うま味の５原味について，各自の刺激を感知できる最小の強さ（検知閾値と認知閾値）を確かめる。

準備する試料

□食塩　□クエン酸　□カフェイン　□しょ糖
□グルタミン酸ナトリウム（MSG）
□蒸留水（または脱イオン水）

準備する器具

□電子天秤　□ビーカー　□官能評価用小皿　□コップ

そ の 他

□官能評価用紙

ワンポイントアドバイス

MSG（mono sodium L-glutamate）：グルタミン酸ナトリウム（グルタミン酸ソーダともいう）
うま味を有する調味料。食品添加物として，料理，飲食店，食品加工用に広く使用されている。

❶ 表2-1のように５種類の呈味物質を常温の蒸留水で希釈してそれぞれ濃度の異なる４種類の試料液を調製する

↓

❷ 官能評価用紙を用いて試料液を指示どおりに味わって，答えを記入する

↓

❸ 自分の味を知覚する能力を知る

表2-1　試料の調製―呈味物質と使用割合（%）

味の種類	塩味A	酸味B	苦味C	甘味D	うま味E
呈味物質 試料番号	食塩（NaCl）	クエン酸	硫酸キニーネ	しょ糖	MSG
1	0.05（%）	0.0015（%）	0.0001（%）	0.20（%）	0.02（%）
2	0.10	0.0020	0.0005	0.25	0.03
3	0.15	0.0025	0.0010	0.30	0.04
4	0.20	0.0030	0.0015	0.35	0.05

味覚の閾値の官能評価用紙

味覚試験

＿＿＿年　　月　　日　　男・女　＿＿＿歳　　氏名＿＿＿＿＿＿

1．Aの試料液について，次の①～⑤の順序で試験してください。

① 口を水ですすぎ吐き出す。
② 各試料ごとに適当量をコップに入れ，口の中に入れてすぐに舌の全面に広げ，飲み込まずによく味わってから吐き出す。
③ 記入欄に味の強さを下記の数字で記入する。
④ 再び口をすすぎ次の試料液を味わう。
⑤ B～Eの試料液についても，同様に①～④を繰り返す。

0：味がない　1：ごくわずかに味を感じる　2：味があることがわかる
3：何の味かわかる　4：味が強く感じられる

2．味の種類（塩味・甘味・酸味・苦味・うま味）を答えて下さい。

試　料	A	B	C	D	E
1					
2					
3					
4					
味の種類					

課　題

（1）閾値にはかなりの個人差があることを知ろう。自分の検知閾値（試料液が水とは違うと識別できる最低濃度）と，認知閾値（何の味であるかを知覚できる最低濃度）がどの程度であるかを知ろう。ほかの人と比べてどうであろうか？

2 弁別閾値の実験

目　的

● それぞれ識別された味の水溶液について，味の濃さに順位をつけることで各自の味の識別能力を調べる。

準備する試料

□しょ糖　□食塩　□グルタミン酸ナトリウム（MSG）

準備する器具

□電子天秤　□ビーカー　□官能評価用小皿　□コップ

その他

□官能評価用紙

試料間の濃度差テストの官能評価用紙

味の濃度差の識別試験－順位法

年　月　日　男・女　＿＿歳　氏名＿＿＿＿

味の濃さの異なる3試料について，最も濃い味を1として順番をつけて下さい。

試料＼記号	イ	ロ	ハ	ニ	ホ
しょ糖					
食　塩					
MSG					

（1）識別試験

❶ 濃度差のある水溶液試料（表2-2）を調製する
↓
❷ 試料容器には味の種類ごとに記号をつけてランダムに並べる
↓
❸ 官能評価用紙を用いて指示に従って味の強さの順位をつけさせる
↓
❹ 正解数を集計し，一定基準以上を合格者とする

表2-2　試料の－味の種類と濃度（%）

味の種類＼試料濃度（%）	1	2	3	4	5
しょ糖	5.9	5.0	4.3	3.7	3.1
食塩	1.2	1.0	0.9	0.8	0.7
MSG	0.30	0.23	0.18	0.14	0.11

この試料のように客観的に順位がついている試料を評価者が識別できる能力をもっているかを判定するには，スピアマン（Speaman）の順位相関係数（p. 19，p. 28参照）を用いて検定することができる。

（2）統計解析例

ここではしょ糖の結果を例にあげて，スピアマンの順位相関係数で検定する。

❶ しょ糖の官能評価の結果，客観的順位とパネリスト（評価者）の順位を表2-3にまとめた

表2-3

記号	客観的順位	パネリストの順位	判断のずれ A－B	(判断のずれ)^2 (A－B)^2
イ	1	3	1－3	4
ロ	2	1	2－1	1
ハ	3	2	3－2	1
ニ	4	5	4－5	1
ホ	5	4	5－4	1
合計				8

↓

❷ 客観的順位とパネリストの順位のずれ（判断のずれ）を表2-3に併記する

↓

❸ (判断のずれ)^{2}の合計がスピアマンの順位相関係数の検定表（表2-4）の数値以下なら識別能力があるとみなす
例えば検定表では試料数 t ＝ 5のとき危険率 α ＝ 5％のところの数字は2である
本実験結果の合計数8は2以上であるからこのパネリストはしょ糖濃度を識別する能力がないと判断される

基礎知識

危　険　率

有意水準 α ともいい，誤りを犯す確率を示す。α ＝ 5％というのは有意水準または危険率5％で，5％以下の誤りがあるとしても得られた結果に信頼性があることを意味する。後述の官能評価の手法例と統計解析の項p. 22～を参照。

表2-4　スピアマンの順位相関係数rの検定表（片側検定）

t（試料数）	危険率 α ＝ 5％	危険率 α ＝ 1％
5	2	－
6	6	2
7	16	6
8	30	14
9	48	26
10	72	42

課　題

（1）食塩およびMSGについても結果をまとめて同様の方法で検定してみよう。

2．味の相互作用

1 相乗効果（だしの実験）

目　的

● 同じ味をもつ２種以上の呈味物質を混合すると混合液の味の強さが計算以上に大きくなる現象（相乗効果）を官能評価から確かめる。今回はだしを用いて実験する。

準備する試料

□かつお削り節（２％）　□昆布（２％）　□食塩

準備する器具

□鍋　□メスシリンダー　□ビーカー　□万能こし器　□官能評価用カップ（皿）

そ の 他

□官能評価用紙

だし汁の相乗効果の官能評価用紙

評価No. ______

だし汁の官能評価－順位法

______年　月　日　男・女　______歳　氏名______

３種類のだし汁について，①うま味の強い順，②味の好ましい順にそれぞれ１・２・３の順位をつけて下さい。

	イ	ロ	ハ
うま味の強い順			
味の好ましい順			

❶ 通常の方法でかつお１番だし汁 300mL，こんぶだし汁 300mL を調製し，それぞれに0.5%の塩味をつけ，評価試料イおよびロとする

↓

❷ イ 100mL とロ 100mL を合わせて，混合だし汁試料ハを用意する

↓

❸ 官能評価用紙を用いて順位をつける

↓

❹ 試料イ，ロ，ハそれぞれの順位合計点数を出す

↓

❺ 結果が有意に差があるかどうかを検定してみる

ワンポイントアドバイス

評価用試料液は一般的には1試料につき１人 15mL 程度とする。試料を入れる容器は無色，透明なグラスや，白色で無地の磁器や紙コップなどが適する。試料をトレーにランダムに並べて提示する（後述の順序効果と位置効果の図p. 22参照）。

特定の試料間に差があるかどうかをみるためには，イ－ロ，イ－ハ，ロ－ハの２試料間の差を算出し，Newell & MacFarlaneの検定表（章末p. 36参照）により検定するとよい。表から今回の試料数 $t = 3$，n ＝繰り返し数（パネルの人数）の数値をみて，試料イ，ロ，ハの順位合計の差が表の値以上のときに２試料間に有意差（危険率 $\alpha = 5\%$，または $\alpha = 1\%$）ありと判定する。

2 対比効果の官能評価

目　的

- 異なった味をもつ２種以上の呈味物質を混合すると，一方あるいは両方ともに強められる現象（対比効果という）を官能評価で確認する。

準備する試料

□さらしあん　□砂糖　□食塩

準備する器具

□鍋　□木製スパチュラ　□官能評価用小皿

そ の 他

□官能評価用紙

ねりあんの対比効果の官能評価用紙

評価No. ＿＿＿＿

ねりあんの官能評価－２点識別法

＿＿年　月　日　男・女　＿＿歳　氏名＿＿＿＿

ＳとＤのねりあんのうち，甘味の強いと感じるほうがどちらでしょうか？
甘味の強いほうに○をつけて下さい。

Ｓ（　　　　）　　Ｄ（　　　　）

❶ 定法に従って，さらしあんに水と砂糖を加えて練りあんをつくる（砂糖量50%程度）

↓

❷ 一方は砂糖のみ，一方には食塩を微量（あんの0.05%程度）加えた２試料を用意する

↓

❸ 官能評価用紙を用いて，２点比較法で甘味の強いほうを選ばせる

↓

❹ ２試料のそれぞれに○をつけた人数を数える

↓

❺ ２点識別試験法の片側検定表（章末p.37参照）より有意差検定をする

☞後述の官能評価の演習例の２点識別・嗜好試験pp.24～25にも演習例を記述しているので参照されたい。

課　題

（1）実際の料理に利用されている味の対比効果の例をいくつかあげてみよう。

3．官能評価の手法例と統計解析

1 官能評価とは

人間の五感(味覚，嗅覚，視覚，触覚，聴覚)を利用して行う評価である。官能評価は味の強さやかたさの程度などの品質特性を識別評価するために行う「分析型官能評価」と，味やテクスチャーの好み（嗜好）を評価するための「嗜好型官能評価」に大別される。

官能評価を行うために選ばれた評価員をパネリストまたはパネルメンバーといい，その集団をパネルという。パネルは官能評価の目的に応じて「分析型パネル」と「嗜好型パネル」に分けられる。

「分析型パネル」は食品の評価や識別が精度よくできるように訓練された者や高い感度を有することが要求される。パネルは 20 ～ 30 名程度と少人数である。

「嗜好型パネル」は一般の人から選ばれるが，官能評価の目的に合った属性(年齢，地域，職業など)を選ぶ必要がある。嗜好を調べるのでパネルは 50 ～ 100 名と多人数必要である。

基礎知識

官能評価の信頼性

機器測定は測定条件をきちんと設定し，決められた手法どおりに行えば客観的な分析数値が得られるようになっているが，官能評価は人間が対象物に対して感覚的に評価するものであるから得られたデータは人の状態によりばらつきが出やすい。より信頼性のあるデータを集めるには，官能評価の目的に合ったパネルを選び，官能評価室の環境，試料温度，試料容器，試料の提示条件および試料数等を考えて，落ち着いた環境にして，できるだけ正確な評価ができるように配慮することが必要である。食品（製品）の品質特性を決めるには官能評価結果と機器測定結果とを総合して判断されることが多い。

順序効果と位置効果

試料を試験する順序あるいは試料の置く位置が官能評価試験の結果に影響を与えることが知られている。例えば最初に味わう刺激を過大評価するとか，試料が３個並んでいると中央が選ばれやすく，５個の場合は両端が選ばれやすいなどである。それらの影響がないように提出する試料の順序あるいはトレーに置く位置をランダムにするとよい。

○ ● ○　　● ○ ○ ○ ●

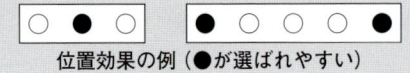

位置効果の例（●が選ばれやすい）

また順序効果を避けるためには，次のようなラテン方格を用いる。

３ × ３　標準ラテン方格

1	2	3
2	3	1
3	1	2

４ × ４　標準ラテン方格

1	2	3	4
2	3	4	1
3	4	1	2
4	1	2	3

ラテン方格

2 官能評価の種類

（1）官能評価の手法

表2－5に示したように多くの手法があるので，官能評価の目的に適した手法を選択する。

表2-5　官能評価の目的別手法分類

目　的	手　法
差を識別する	2点比較法（2点識別試験・2点嗜好試験） 3点比較法（3点識別試験・3点嗜好試験） 1：2点比較法 配偶法（ペア試験）
順位を決める	順位法 対比較法
品質を数量化する	数値尺度法 嗜好意欲尺度法
特性を描写する	プロファイル法（profile method） SD法（semantic differential method）

（2）官能評価の準備

1．官能評価用紙の作成

質問の内容は実験の結果に大きくかかわってくるので，前もって予備実験を行い，何を聞きたいのか効果的な質問の仕方を検討しておく。評価用紙では以下の項目に留意する。

- 実験日時，評価員（パネリスト）氏名，属性，年齢，番号を入れる。
- 1問に1答形式とする。質問の内容はわかりやすい表現にし，評価方法についても説明を加える。難しい用語には説明を加える。

2．試料の調製

- 試料の量，試料容器，試料温度，試料の評価方法がパネリスト全員に同一になるようにする。試料量は十分な量を準備する。
- 試料の供し方：試料の順序効果や位置効果を避けるために評価員ごと，繰り返しごとに試料の出す順番や配置位置をランダムにする（p.22参照）。

4．官能評価の演習例

ここではよく使われる手法として，比較法，順位法，評点法，特性記述法（SD法）について，演習例をあげて説明する。

1 差を識別する方法

（1） 2点識別・嗜好試験

準備する試料

□だし汁　　□塩

その他

□官能評価用紙

汁物の2点識別・嗜好試験の官能評価用紙

評価No. ______

汁物の官能評価－2点識別・嗜好試験

年　月　日　男・女　____歳　氏名______

SとDは塩分濃度を変えてつくったすまし汁です。
味わってみて下の問いに答えて下さい。

1．塩味の強いほうの記号は　（　　　　）
2．あなたの好ましいと思うすまし汁の記号は　（　　　　）

1：演　習　例

塩分濃度の異なる２種類のすまし汁で，塩味の差が識別できるか，またどちらのすまし汁が好ましいかを比較させる。パネルは 40 名である。試料の並べ方は順序効果を考えて，S－DとD－Sの組み合わせで 20 組つくる。

❶ だし汁で0．8%の塩味（D）と0．9%塩味（S）２種類のすまし汁を調製する

↓

❷ 官能評価用紙を用いて試験する

↓

❸ ２点識別試験法の片側検定表および２点嗜好試験法の両側検定表により有意差検定を行う

２：検　　　定

❶ それぞれに解答した人数をまとめる
表２-６はその結果の例である

↓

〔２点識別試験の検定〕

❷ ２点識別試験法の片側検定表（章末p．37参照）で識別する
nが 40 のときα ＝ 26（5%），α ＝ 28（1%）であるから，35 は 28 以上であるので１%の危険率で有意に検定できたと判定する

↓

❸ このパネルでは本試料２点の濃度について差を識別する能力があるとみなされる

↓

〔２点嗜好試験の検定〕

❹ ２点嗜好試験の両側検定表（章末p．37参照）で識別する
nが 40 のときα ＝ 27（5%），α ＝ 29（1%）であるから，20 はいずれの数字よりも下であるからDとSの好みには有意差がなかったと判定する

↓

❺ 本試料については，本評価集団（パネル）の好みが一致しなかったとみなされる

ワンポイントアドバイス

片側検定と両側検定の使い分け：物理的・化学的測定や専門パネルなどの客観的な評価値と比較して，一般パネルの評価値に差があるかをみるには片側検定を用いる。
これに対して，嗜好の評価などのようにパネリストの好みの差を調べるには両側検定を用いる。

表2-6　結　果　例

Sの塩味が濃い（正解）	35	Dの塩味が濃い（誤答）	5
Dが好き	20	Sが好き	20

帰無仮説とは

仮説検定をするときにそれが起こる確率が 1/2 であるという仮説を立てる。これを帰無仮説という。それに対して起こる確率が 1/2 以上であるとする仮説を対立仮説といい，検定の結果偶然起こる確率が非常に少ないときには帰無仮説を棄却し，有意水準または危険率 α で有意に識別された，あるいは有意に好まれたというように結論づける。

（2） 3点識別・嗜好試験

準備する試料

□2点識別・嗜好試験で用いた2種類のすまし汁SとD

そ の 他

□官能評価用紙

汁物の3点識別・嗜好試験の官能評価用紙

評価No. ______

汁物の官能評価－3点識別・嗜好試験

年　月　日　男・女　______歳　氏名______

3つのすまし汁のうち，2つは同じもので残りの1つは塩味の異なるものです。

1．塩分濃度の異なる1つを選び，そのNo．に○印をつけなさい。

試料No．1	試料No．2	試料No．3

2．あなたが選んだすまし汁は残りの2つに比べて好ましいと思いますか。
○印をつけて答えなさい。

は　い	い　い　え

1：演　習　例

❶ 試料の組み合わせをつくる
SSDまたはSDDのようにSを2個にDを1個，またはSを1個にDを2個の計3個の試料を1組にして，試料の組み合わせと順序効果を配慮し，6組（SSD・SDS・DSS・DDS・DSD・SDD）の組み合わせをつくる

↓

❷ 官能評価用紙を用いて試験する
指示に従い，それぞれどれが異なる1個であるか，またはどれが同じ2個であるかを選ばせる

↓

❸ 3点識別試験法の検定表により有意差検定を行う
2個の試料間に差があるか，パネルに識別能力があるかを判定する
または好みに違いがみられるかを判定する

2：検　　定

❶ n 人の判定で正しく判定された数を数える

↓

〔3点識別試験の検定〕

❷ 3点識別試験法の検定表（章末p. 38参照）に示した値に等しいか，または大きいときにS，Dの試料間に識別する差があると判定する

↓

〔3点嗜好試験の検定〕

❸ 正しく判定した人のデータから，Sを好むと判定した人数とDを好むと判定した人数を数え，3点嗜好試験法の検定表（章末p.38参照）の値に等しいか，または大きいときに，その試料が $\alpha = 1\%$ または5％の危険率で有意に好まれていると判定する

（3）配　偶　法

準備する試料

□バナナ　産地（種類）の異なる５品種

そ の 他

□官能評価用紙

産地別バナナの配偶法の官能評価用紙

評価No. ＿＿＿

バナナの産地別官能評価－配遇法

＿＿年＿＿月＿＿日　男・女　＿＿歳　氏名＿＿＿＿＿

系列１のバナナ（A・B・C・D・E）と系列２のバナナ（イ・ロ・ハ・ニ・ホ）の，どの記号のバナナが同じものかを，空欄に記入して下さい。

系列１	A	B	C	D	E
系列２					

1：演　習　例

t 種類の試料をランダムに並べた２組をつくり，各組より同じ種類の試料をとり出しペアにする方法である。評価員（パネリスト）の判定能力を調べたりするときにも用いられる。

1. 産地(種類)の異なる５品種のバナナをランダムに並べた２組を用意する
   ↓
2. 同じ種類のバナナを当てさせる
   ↓
3. 配偶法検定表から判定能力を調べる

2：検　　定

1. 正しく答えられた組数を確認する
   ↓
2. 試料数 t が５で，４組まで正しく答えられたとき，配偶法検定表（繰り返しのない場合）（表2-7）から５%の危険率で判定能力があると判定する

表2-7　配偶法検定表－繰り返しのない場合

t（試料数）	危険率 α ＝５%	危険率 α ＝１%
1	—	—
2	—	—
3	—	—
4	3	—
5	4	—
6	4	—
7	4	5
8	4	5
9	4	5

表2-8　配偶法検定表－繰り返しのある場合（危険率５%）

繰り返し n	平均値 $\bar{s}$	繰り返し n	平均値 $\bar{s}$
1	4.00	10	1.60
2	3.00	11	1.64
3	2.33	12	1.58
4	2.25	13	1.54
5	1.80	14	1.50
6	1.83	15	1.53
7	1.86	20	1.45
8	1.75	25	1.36
9	1.67	30	1.33

繰り返しのない場合は試料数 t 種の中で正しく組み合わせた対の数 s を数え，その数が表に示す値に等しいかまたはより大きいときに t 種の試料を識別する能力があるとみなす。

n 回の繰り返し（または n 人の判定）の $\underline{s}$ の平均値を求め，その値が表に示す値に等しいかより大きいとき，t 種の試料間に差がある，または t 種の試料を識別する能力があるとみなす。

2 順位を決める方法

３個以上の試料の味，香り，テクスチャー，好みなどの特性について順位をつけさせる方法である。判定には大別して以下の方法があり，目的に合った検定法を適用する。

1．客観的な順位が存在する試料について，評価員（パネリスト）個人の識別能力を検定するのに用いる場合などにスピアマンの順位相関係数を用いる

2．t 種類の試料について n 人のパネル全体の判定が有意に一致した順位づけがされているかどうかをみるケンドール（Kendall）の一致性の係数を用いる

3．t 種の試料について n 人が判定して順位をつけたとき，特定の２試料間に差があるかどうかをみる場合にNewell & MacFarlaneの検定表を用いる

（1）スピアマンの順位相関係数を用いる方法

1：演　習　例

客観的に順位がついている試料をパネリストが識別できる能力をもっているかどうかを判定する場合に，スピアマンの順位相関係数による検定法が用いられる。個人の味覚能力評価やパネリストを選出する試験として用いられる。この検定の詳細については，前述の弁別閾値の実験（p. 19）にも述べてあるので参照されたい。

（2）Newell ＆ MacFarlaneの検定表を用いる方法

準備する試料

□３種類のパウンドケーキ

そ の 他

□官能評価用紙

パウンドケーキの順位法の官能評価用紙

評価 No. ＿＿＿

パウンドケーキの官能評価－順位法

＿＿年　月　日　男・女　＿＿歳　氏名＿＿＿＿

３種類のパウンドケーキＳ・Ｋ・Ｍについて，総合的にみて好ましいと思う順にそれぞれ１・２・３の順位をつけて下さい。

試　料	S	K	M
味の好ましい順			

１：演　習　例

試料はバター量を変えた３種類のパウンドケーキとし，総合的に好ましいと思う順位をつけさせたとき，３種のケーキ間に有意な順位づけがされているかどうかを判定する。パネルは５名とする。

❶ ３種類のパウンドケーキにS，K，Mなどのランダムな記号をつける

↓

❷ パネリストごとに提示する試料の並べ位置を変え，食べさせる

↓

❸ Newell ＆ MacFarlaneの検定表により有意差検定を行う

２：検　　定

❶ 順位結果をまとめる。表2－9はその結果の例である

↓

❷ 3種類のパウンドケーキを2試料ずつの組み合わせ，（S－K），（K－M），（M－S）にして，それぞれの組み合わせに差があるかどうかをみる。S，K，Mのうちの2試料間の順位合計の差は，S－K ＝ 2，M－K ＝ 7，M－S ＝ 5である

↓

表2-9　官能評価結果

試料/パネル	1	2	3	4	5	順位合計
S	1	2	2	1	3	9
K	2	1	1	2	1	7
M	3	3	3	3	2	14

◆Newell ＆ MacFarlaneの検定表

❸ Newell ＆ MacFarlaneの検定表（章末p. 36参照）を用いて検定するパネル数 n ＝ 5と試料数 t ＝ 3の交点の数は，危険率 α ＝ 5%では8，α ＝ 1%では9なので，差の絶対値がそれ以上であるものはない

すべてで有意差は認められない

3 品質を数量化する方法

試料の品質特性の強さや好ましさの程度あるいは嗜好意欲をみるのに点数や数値尺度を用いて評点化する方法である。数値は一般の計算値と同じように扱い，t 検定や分散分析，多変量解析などの解析が行われる。

（1）パウンドケーキの焼き色を評点法で評価する

準備する試料

□２種類のパウンドケーキ

そ の 他

□官能評価用紙

パウンドケーキの評点法の官能評価用紙

評価No. ＿＿＿

パウンドケーキの官能評価－評点法

＿＿年　月　日　男・女　＿＿歳　氏名＿＿＿＿

パウンドケーキK・Lについて，味・焼き色・かたさ・歯もろさ・総合評価の項目のそれぞれについて，以下に示す数値尺度の適した番号を記入して下さい。

－3	－2	－1	0	＋1	＋2	＋3
(非常に悪い)	(かなり悪い)	(やや悪い)	(普　　通)	(やや良い)	(かなり良い)	(非常に良い)

味（　　）　焼き色（　　）　かたさ（　　）　歯もろさ（　）　総合評価（　　）

1：演　習　例

試料は，材料配合を変えて調製した２種類のパウンドケーキとし，味，焼き色，かたさ，もろさ，総合評価等の評価したい項目を設定し，７段階の評点法により官能評価を実施する。

❶ ２種類のパウンドケーキにK，Lなどのランダムな記号をつける
↓
❷ パネリストごとに提示する試料の並べ位置を変え，食べさせる
↓
❸ 評点法により検定を行う

2：検　　定

ここではそのうちの焼き色の程度についての官能評価例を取り上げて説明する。

表2-10　焼き色の評価結果（表の数字は評点である）

パネルNo.	1	2	3	4	5	6	7	8	9	10	合計
K	−3	−2	0	0	−1	1	1	0	−3	−2	−9
L	3	3	2	2	3	2	1	1	1	3	21

〔2組のデータを比較する―差の検定（t 検定）をする方法〕

❶ 評価データを，以下に示す統計量の検定の公式にあてはめる

グループG_1

No	x	x^2
1	x_{11}	$x_1{}^2$
2	x_{12}	$x_{12}{}^2$
.	.	
.	.	
N_1	X_{1N_1}	$x_{1N_1}{}^2$
合計	Σx_{1i}	$\Sigma x_i{}^2$

グループG_2

No	x	x^2
1	X_{21}	$X_{21}{}^2$
2	x_{22}	$x_{22}{}^2$
.	.	
.	.	
N_2	X_{2N_2}	$x_{2N_2}{}^2$
合計	Σx_{2i}	$\Sigma x_{2i}{}^2$

標本平均 $\bar{x}_1 \ : = \dfrac{\Sigma x_{1i}}{N_1}$

標本平均 $\bar{x}_2 \ : = \dfrac{\Sigma x_{2i}}{N_2}$

標本分散 $s_1{}^2 \ : = \dfrac{N\Sigma x_{1i}{}^2 - (\Sigma x_{1i})^2}{N_1(N_1 - 1)}$

$s_2{}^2 \ : = \dfrac{N\Sigma x_{2i}{}^2 - (\Sigma x_{2i})^2}{N_2(N_2 - 1)}$

$s^2 \ : = \dfrac{(N_1 - 1)s_1{}^2 + (N_2 - 1)s_2{}^2}{N_1 + N_2 - 2}$

検定統計量　$T(\bar{x}_1, \bar{x}_2, s^2)$ を求める

$$= \frac{\bar{x}_1 - \bar{x}_2}{\sqrt{(1/N_1 + 1/N_2)s^2}}$$

↓

❷ 各グループの平均と分散を求めてみる
まずは2つの集団KとLの平均を求める

Kの平均 $= -0.9$

Lの平均 $= 2.1$

↓

❸ 次に2つの集団の標準分散を求める

Kの分散（sk^2）

$$= \frac{10 \times \{(-3)^2 + (-2)^2 + 0^2 + 0^2 + (-1)^2 + 1^2 + 1^2 + 0^2 + (-3)^2 + (-2)^2\} - (-9)^2}{10(10-1)}$$

$= 2.322$

Lの分散（sL^2）

$$= \frac{10 \times (3^2 + 3^2 + 2^2 + 2^2 + 3^2 + 2^2 + 1^2 + 1^2 + 1^2 + 3^2) - (21)^2}{10(10-1)}$$

$= 0.7667$

両方の分散（s^2）

$$= \frac{(10 - 1) \times 2.322 + (10 - 1) \times 0.7667}{10 + 10 - 2}$$

$= 1.544$

↓

❹ 検定統計量Tを求める

$$T = \frac{\{2.1 - (-0.9)\}}{\sqrt{(1/10 + 1/10)} \times \sqrt{1.544}}$$

$= 5.40$

自由度 $= 10 + 10 - 2 = 18$

↓

❺ t 分布の検定表（章末p.39参照）を用いて判定する。
自由度 18 のとき，$5.40 > t_{18}(0.005) = 2.878$
したがって有意水準$\alpha = 0.5\%$ にとれば，検定統計量Tが 5.40 で $T_{18}(0.005)$ の 2.878 より大きいので，2つのケーキの焼き色では，LのケーキのほうがKのケーキの焼き色に比べて有意に濃い（よい）と判断される

☞これらの検定にはコンピュータによりエクセルを用いて，あるいはSPSS等の統計ソフトを用いて，簡単に以下の値を算出し解析できる方法が便利である。

〔対応する２つのデータに差があることを示す－２つの母平均の差で検定する方法〕

同じ条件でケーキを調製していることから２つのデータが対応しているとみなして，対応している２つのデータの差を１つの変量として扱う検定方法である。

❶ 上記パウンドケーキの官能評価のデータを表2-11のようにまとめる

↓

❷ ２つのケーキのデータに差がないという仮説を立てる

↓

❸ ２つの対応するデータの差をとり表2-12のような表をつくる

↓

❹ ２つのデータの差を１つの変量として扱い検定する

↓

❺ 以下のように平均と分散を求める

標本平均 $\bar{x}: \dfrac{(6+5+2+2+4+1+0+1+4+5)}{10}$

$= 3.0$

標本分散 $s^2: \dfrac{N\Sigma x_{1i}^2 - (\Sigma x_{1i})^2}{N_1(N_1-1)}$

$= \dfrac{(10 \times 128) - (30)^2}{10(10-1)}$

$= 4.222$

↓

❻ 検定統計量 T を求める

$$T = \frac{\bar{x}}{\sqrt{s^2/N}} = \frac{3.0}{\sqrt{0.4222}} = 4.617$$

↓

❼ 自由度10 − 1 = 9で，t 検定表（章末p.39参照）より検定する

$T = 4.615 > t_9(0.005) = 3.250$

ゆえに２つのケーキに差がないとした仮説は棄却されて，有意水準（危険率）α を0.1%にとれば，２つのケーキの評価に差があると検定された

表2-11　コンピュータの出力結果

グループ	検査員数 N	平均 MEAN	分散 VARIANCE	標準偏差 SD	標準誤差 SE
G_1(K)	10	−0.9	2.322	1.524	0.482
G_2(L)	10	2.1	0.767	0.876	0.277

検定統計量　　自由度
T VALUE　5.4　　DF　18

表2-12　試料の評点と試料間の差

パネル No.	K	L	２つのデータの差 K − L (x)	x^2
1	−3	3	6	36
2	−2	3	5	25
3	0	2	2	4
4	0	2	2	4
5	−1	3	4	16
6	1	2	1	16
7	1	1	0	0
8	0	1	1	16
9	−3	1	4	16
10	−2	3	5	25
合計	−9	21	30	128

（2）嗜好意欲尺度法で評価する

準備する試料

□ゼリー

そ の 他

□官能評価用紙

抹茶入りゼリーの嗜好意欲尺度法の官能評価用紙

評価 No. ＿＿＿

抹茶入りゼリーの嗜好意欲についての官能評価

＿＿年＿＿月＿＿日　男・女　＿＿歳　氏名＿＿＿＿

抹茶入りゼリーを味わい，次の９段階のカテゴリーの中から，最も適当と思う番号に○印をつけて下さい。

９：最も好きな食品に入る。
８：いつも食べたい。
７：機会があればいつも食べたい。
６：好きだからときどき食べたい。
５：時には好きだと思うことがある。
４：たまたま手に入れば食べてみる。
３：ほかに何もないときに食べる。
２：もし強制されれば食べる。
１：おそらく食べる気にならない。

１：演　習　例

試料は高齢者用食品として考案した抹茶入りゼリーであり，その品質を嗜好意欲尺度で評価する。

パネルは 60 代の女性 30 名とした。抹茶入りゼリーを自由に食べてもらって，嗜好度の傾向を知るめやすとする。

❶ 抹茶入りゼリーを用意する
↓
❷ 官能評価用紙を用いて試験する
官能評価用紙の適した数字のところに印をつけてもらう

２：検　　定

❶ パネルの嗜好意欲尺度の数値の合計を出し，平均と標準偏差を求める
↓
❷ （９・８・７）の〔好き〕グループ，（６・５）の〔やや好き〕グループと，（４）以下の〔好きでない〕グループの分布がどの程度にあるかを求める
↓
❸ 抹茶入りゼリーの高齢者への嗜好適性を評価する

4 特性を描写する方法

試料の官能的特性を表す方法で，形容詞言葉を用いて表現する方法である。

SD法（semantic differential method）やプロファイル法（profile method）がある。

反対の意味をもつ2つの形容詞を両端に置いた評価尺度を多く提示し，試料のさまざまな特性について，尺度上の該当する箇所を選ばせる。

準備する試料

□コーヒー飲料

その他

□官能評価用紙

コーヒー飲料のSD法の官能評価用紙

評価No. ______

コーヒー飲料についての官能評価

______年　月　日　男・女　____歳　氏名______

コーヒー飲料を味わって，その特徴を下の尺度で評価し，該当するところに○印をつけて下さい。

	非常に	やや	普通	やや	非常に	
苦味が弱い						苦味が強い
渋みが弱い						渋みが強い
まろやかでない						まろやか
田舎風						都会風
くどい						さわやか
後味が悪い						後味が良い
レトロ調						現代調

1：演　習　例

焙煎方法を変えたコーヒー飲料の味質の特徴と受けるイメージをSD法で把握したい。SD法の官能評価用紙を用いる。質問票の項目として，考えられる形容詞語を両極端に並べている。

❶ コーヒー飲料を用意する

↓

❷ 官能評価用紙を用いて試験する
指示に従い，該当すると思うところに○印をつけてもらう

↓

❸ 試料の特徴を尺度上に示したり，解析ソフトを用いて多変量解析をして，調べようとする試料の特性を把握する

ワンポイントアドバイス

SD法の統計処理と解析法：それぞれの形容詞語対の得点と平均値を求め，各設問の得点間の相関係数を算出する。次に相関を高めているいくつかの原因（因子）を抽出し，各因子の信頼度を検証し，妥当性が得られた主な因子について調べる因子分析や，主成分分析などの多変量解析により，試料の特徴を際立たせることができる。
多くの変量を用いての統計処理や解析には，コンピュータを用いる必要がある。現在いくつかの統計用ソフトの開発により，実験データを入力するだけで容易に計算結果を得ることが可能となったが，その目的と仕組みを理解して使う必要がある。

t分布と正規分布

二組のデータの差を検定するとき用いる t 分布の検定表は自由度と有意水準 α の組み合わせから検定統計量 T を読み取る。検定したい二組のデータの T を計算し，表の値より大きければ有意水準 α で有意な差と言える。

自由度は一組のデータ数から平均値の数，すなわち1を引いた値であり，二組のデータの差の検定では二組のデータ数から2を引いた値である。自由度が無限大に大きくなったときの t 分布は正規分布に等しくなる。

正規分布は連続型の分布の代表格で左右対称でなめらかな山形をしており，誤差曲線と呼ばれることもある。例えばある寸法をめざして何かつくるときに，少しだけ大きいとか小さいなど，どうしても誤差が生じてしまう。この誤差の大きさは正規分布に従うことが知られている。

誤差の平均はいろいろでも，誤差の大きさはその平均値を中心にして左右対称な正規分布に従うので，一般にある目標に達しようと測定したり行動したりするときに生じる誤差は正規分布に従うと考えてよいといわれる。

すなわち平均値から極端にはずれたものはめったに生じないという類いの現象には正規分布に近似できるものがたくさんある。その正規分布は自由度が無限に大きいときの分布なので，実際には自由度は限られた数であり，その値が小さいほど分布のピークの高さが小さく，細くなり，また裾野が広がった山形の形になる。

このように左右対称の山形は同様であるが，正規分布より自由度が小さいときの分布が t 分布である。山形全体の面積を1としたときの片側の裾野の割合と自由度の組み合わせから検定統計量 T が計算されているのが，t 分布のパーセント点（p.39参照）である。例えば0.005は片側検定の有意水準 α で表すと0.5％となり，両側検定では1％となる。

表2-13　Newell & MacFarlaneによる順位法の検定表

n ＼ t	α = 5% 3	4	5	6	7	8	9	10	α = 1% 3	4	5	6	7	8	9	10
3	6	8	11	13	15	18	20	23	–	9	12	14	17	19	22	24
4	7	10	13	15	18	21	24	27	8	11	14	17	20	23	26	29
5	8	11	14	17	21	24	27	30	9	13	16	19	23	26	30	33
6	9	12	15	19	22	26	30	34	10	14	18	21	25	29	33	37
7	10	13	17	20	24	28	32	36	11	15	19	23	28	32	36	40
8	10	14	18	22	26	30	34	39	12	16	21	25	30	34	39	43
9	10	15	19	23	27	32	36	41	13	17	22	27	32	36	41	46
10	11	15	20	24	29	34	38	43	13	18	23	28	33	38	44	49
11	11	16	21	26	30	35	40	45	14	19	24	30	35	40	46	51
12	12	17	22	27	32	37	42	48	15	20	26	31	37	42	48	54
13	12	18	23	28	33	39	44	50	15	21	27	32	38	44	50	56
14	13	18	24	29	34	40	46	52	16	22	28	34	40	46	52	58
15	13	19	24	30	36	42	47	53	16	22	28	35	41	48	54	60
16	14	19	25	31	37	42	49	55	17	23	30	36	43	49	56	63
17	14	20	26	32	38	44	50	56	17	24	31	37	44	51	58	65
18	15	20	26	32	39	45	51	58	18	25	31	38	45	52	60	67
19	15	21	27	33	40	46	53	60	18	25	32	39	46	54	61	69
20	15	21	28	34	41	47	54	61	19	26	33	40	48	55	63	70
21	16	22	28	35	42	49	56	63	19	27	34	41	49	56	64	72
22	16	22	29	36	43	50	57	64	20	27	35	42	50	58	66	74
23	16	23	30	37	44	51	58	65	20	28	35	43	51	59	67	75
24	17	23	30	37	45	52	59	67	21	28	36	44	52	60	69	77
25	17	24	31	38	46	53	61	68	21	29	37	45	53	62	70	79
26	17	24	32	39	46	54	62	70	22	29	38	46	54	63	71	80

n ＼ t	α = 5% 3	4	5	6	7	8	9	10	α = 1% 3	4	5	6	7	8	9	10
27	18	25	32	40	47	55	63	71	22	30	38	47	55	64	73	82
28	18	25	33	40	48	56	64	72	22	31	39	48	56	65	74	83
29	18	26	33	41	49	57	65	73	23	31	40	48	57	66	75	85
30	19	26	34	42	50	58	66	75	23	32	40	49	58	67	77	86
31	19	27	34	42	51	59	67	76	23	32	41	50	59	69	78	87
32	19	27	35	43	51	60	68	77	24	33	42	51	60	70	79	89
33	20	27	36	44	52	61	70	78	24	33	42	52	61	71	80	90
34	20	28	36	44	53	62	71	79	25	34	43	52	62	72	82	92
35	20	28	37	45	54	63	72	81	25	34	44	53	63	73	83	93
36	20	29	37	46	55	63	73	82	25	35	44	54	64	74	84	94
37	21	29	38	46	55	64	74	83	26	35	45	55	65	75	85	95
38	21	29	38	47	56	65	75	84	26	36	45	55	66	76	86	97
39	21	30	39	48	57	66	76	85	26	36	46	56	66	77	87	98
40	21	30	39	48	57	67	76	86	27	36	47	57	67	78	88	99
41	22	31	40	49	58	68	77	87	27	37	47	57	68	79	90	100
42	22	31	40	49	59	69	78	88	27	37	48	58	69	80	91	102
43	22	31	41	50	60	69	79	89	28	38	48	59	70	81	92	103
44	22	32	41	51	60	70	80	90	28	38	49	60	70	82	93	104
45	23	32	41	51	61	71	81	91	28	39	49	60	71	82	94	105
46	23	32	42	52	62	72	82	92	28	39	50	61	72	83	95	106
47	23	33	42	52	62	72	83	93	29	39	50	62	73	84	96	108
48	23	33	43	53	63	73	84	94	29	40	51	62	74	85	97	109
49	24	33	43	53	64	74	85	95	29	40	51	63	74	86	98	110
50	24	34	44	54	64	75	85	96	30	41	52	63	75	87	99	111

t＝試料数，n＝繰り返し数（パネル数）

２試料の順位合計の差の絶対値が表の値以上のとき，２試料の間に有意差あり。

表2-14　2点識別試験のための検定表（片側検定）

n ＼ α	5％	1％	n ＼ α	5％	1％	n ＼ α	5％	1％	n ＼ α	5％	1％	n ＼ α	5％	1％	n ＼ α	5％	1％
			11	9	10	21	15	17	31	21	23	41	27	29	60	37	40
			12	10	11	22	16	17	32	22	24	42	27	29	70	43	46
			13	10	12	23	16	18	33	22	24	43	28	30	80	48	51
			14	11	12	24	17	19	34	23	25	44	28	31	90	54	57
5	5	−	15	12	13	25	18	19	35	23	25	45	29	31	100	59	63
6	6	−	16	12	14	26	18	20	36	24	26	46	30	32			
7	7	7	17	13	14	27	19	20	37	24	27	47	30	32			
8	7	8	18	13	15	28	19	21	38	25	27	48	31	33			
9	8	9	19	14	15	29	20	22	39	26	28	49	31	34			
10	9	10	20	15	16	30	20	22	40	26	28	50	32	34			

繰り返し数（パネル数）がnのとき，正解数が表中の値以上ならば有意。

表2-15　2点嗜好試験のための検定表（両側検定）

n ＼ α	5％	1％	n ＼ α	5％	1％	n ＼ α	5％	1％	n ＼ α	5％	1％	n ＼ α	5％	1％	n ＼ α	5％	1％
			11	10	11	21	16	17	31	22	24	41	28	30	60	39	41
			12	10	11	22	17	18	32	23	24	42	28	30	70	44	47
			13	11	12	23	17	19	33	23	25	43	29	31	80	50	52
			14	12	13	24	18	19	34	24	25	44	29	31	90	55	58
			15	12	13	25	18	20	35	24	26	45	30	32	90	61	64
6	6	−	16	13	14	26	19	20	36	25	27	46	31	33			
7	7	−	17	13	15	27	20	21	37	25	27	47	31	33			
8	8	8	18	14	15	28	20	22	38	26	28	48	32	34			
9	8	9	19	15	16	29	21	22	39	27	28	49	32	34			
10	9	10	20	15	17	30	21	23	40	27	29	50	33	35			

繰り返し数（パネル数）がnのとき，正解数が表中の値以上ならば有意。

表2-16　3点識別試験のための検定表

n \ α	5 %	1 %	n \ α	5 %	1 %	n \ α	5 %	1 %	n \ α	5 %	1 %	n \ α	5 %	1 %	n \ α	5 %	1 %
			16	9	11	31	16	18	46	22	24	61	28	30	76	34	36
			17	10	11	32	16	18	47	23	24	62	28	31	77	34	37
3	3	–	18	10	12	33	17	18	48	23	25	63	29	31	78	35	37
4	4	–	19	11	12	34	17	19	49	23	25	64	29	32	79	35	38
5	4	5	20	11	13	35	17	19	50	24	26	65	30	32	80	35	38
6	5	6	21	12	13	36	18	20	51	24	26	66	30	32	82	36	39
7	5	6	22	12	14	37	18	20	52	24	27	67	30	33	84	37	40
8	6	7	23	12	14	38	19	21	53	25	27	68	31	33	86	38	40
9	6	7	24	13	15	39	19	21	54	25	27	69	31	34	88	38	41
10	7	8	25	13	15	40	19	21	55	26	28	70	32	34	90	39	42
11	7	8	26	14	15	41	20	22	56	26	28	71	32	34	92	40	43
12	8	9	27	14	16	42	20	22	57	26	29	72	32	35	94	41	44
13	8	9	28	15	16	43	21	23	58	27	29	73	33	35	96	42	44
14	9	10	29	15	17	44	21	23	59	27	29	74	33	36	98	42	45
15	9	10	30	15	17	45	22	24	60	28	30	75	34	36	100	43	46

繰り返し数（パネル数）がnのとき，正解数が表中の値以上ならば有意。

表2-17　3点嗜好試験のための検定表

n \ α	5 %	1 %	n \ α	5 %	1 %	n \ α	5 %	1 %	n \ α	5 %	1 %	n \ α	5 %	1 %	n \ α	5 %	1 %
			16	7	8	31	10	12	46	13	15	61	16	18	76	20	22
			17	7	8	32	11	12	47	13	15	62	17	18	77	20	22
3	3	3	18	7	9	33	11	13	48	14	15	63	17	19	78	20	22
4	3	4	19	8	9	34	11	13	49	14	15	64	17	19	79	20	22
5	4	4	20	8	9	35	11	13	50	14	16	65	17	19	80	20	22
6	4	5	21	8	9	36	12	13	51	14	16	66	17	19	82	21	23
7	4	5	22	8	10	37	12	14	52	14	16	67	18	20	84	21	23
8	5	5	23	9	10	38	12	14	53	15	16	68	18	20	86	22	24
9	5	6	24	9	10	39	12	14	54	15	17	69	18	20	88	22	24
10	5	6	25	9	10	40	13	14	55	15	17	70	18	20	90	22	25
11	5	6	26	9	11	41	13	14	56	15	17	71	18	20	92	23	25
12	6	7	27	10	11	42	13	14	57	16	17	72	19	21	94	23	25
13	6	7	28	10	11	43	13	14	58	16	17	73	19	21	96	24	26
14	6	7	29	10	11	44	13	14	59	16	18	74	19	21	98	24	26
15	7	8	30	10	12	45	13	14	60	16	18	75	19	21	100	24	27

繰り返し数（パネル数）がnのとき，正解数が表中の値以上ならば有意。

表2-18　自由度mのt分布のパーセント点

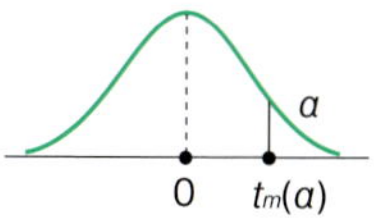

m \ α	0.25	0.1	0.05	0.025	0.01	0.005
1	1.000	3.078	6.314	12.706	31.821	63.657
2	0.816	1.886	2.920	4.303	6.965	9.925
3	0.765	1.638	2.353	3.182	4.541	5.841
4	0.741	1.533	2.132	2.776	3.747	4.604
5	0.727	1.476	2.015	2.571	3.365	4.032
6	0.718	1.440	1.943	2.447	3.143	3.707
7	0.711	1.415	1.895	2.365	2.998	3.499
8	0.706	1.397	1.860	2.306	2.896	3.355
9	0.703	1.383	1.833	2.262	2.821	3.250
10	0.700	1.372	1.812	2.228	2.764	3.169
11	0.697	1.363	1.796	2.201	2.718	3.106
12	0.695	1.356	1.782	2.179	2.681	3.055
13	0.694	1.350	1.771	2.160	2.650	3.012
14	0.692	1.345	1.761	2.145	2.624	2.977
15	0.691	1.341	1.753	2.131	2.602	2.947
16	0.690	1.337	1.746	2.120	2.583	2.921
17	0.689	1.333	1.740	2.110	2.567	2.898
18	0.688	1.330	1.734	2.101	2.552	2.878
19	0.688	1.328	1.729	2.093	2.539	2.861
20	0.687	1.325	1.725	2.086	2.528	2.845
21	0.686	1.323	1.721	2.080	2.518	2.831
22	0.686	1.321	1.717	2.074	2.508	2.819
23	0.685	1.319	1.714	2.069	2.500	2.807
24	0.685	1.318	1.711	2.064	2.492	2.797
25	0.684	1.316	1.708	2.060	2.485	2.787
26	0.684	1.315	1.706	2.056	2.479	2.779
27	0.684	1.314	1.703	2.052	2.473	2.771
28	0.683	1.313	1.701	2.048	2.467	2.763
29	0.683	1.311	1.699	2.045	2.462	2.756
30	0.683	1.310	1.697	2.042	2.457	2.750
40	0.681	1.303	1.684	2.021	2.423	2.704
60	0.679	1.296	1.671	2.000	2.390	2.660
120	0.677	1.289	1.658	1.980	2.358	2.617
∞	0.674	1.282	1.645	1.960	2.326	2.576

第3章　加熱操作に関する実験

加熱操作は大きく分けると水を熱媒体とする「湿式加熱」，水を熱媒体としない「乾式加熱」，マイクロ波を利用した「電子レンジ加熱」に分類され，それぞれの加熱方式の中にさまざまな方法がある。加熱操作においてどのように熱が伝わるか，熱が伝わった結果，どのように温度が上昇するかなど基礎的な実験を行う。

1．湿式加熱（ゆでる・蒸す）

湿式加熱とは水を熱媒体（熱を食品に伝えるもの）とする加熱操作のことで，ゆでる，煮る，炊く，蒸すなどの加熱法がある。ここではゆでると蒸す操作をとり上げ，両者の比較を行う。

ゆでる操作は熱媒体として水を用い，蒸す操作は水蒸気を用いる。加熱温度はいずれも常圧においては最大で100℃である。実際のゆで加熱や蒸し加熱においては加熱時の火力によってゆで水の水温や蒸し器内の温度が異なり，さらに消火後の水温を利用する場合の余熱効果についても異なってくる。

✳目　的

●ゆで加熱と蒸し加熱における加熱条件と試料温度の関係について調べる。

準備する試料

□さつまいも４本

準備する器具

□鍋　□蒸し器　□熱電対温度計　□ガスコンロ　□電子天秤　□一般調理器具

基礎知識

消費熱エネルギーと火力の関係

調理に要する熱エネルギーは水，鍋，試料の温度上昇に使われる熱（顕熱），鍋からの放熱，水の蒸発に使われる気化熱（潜熱）に分けられる。ゆで加熱では水や鍋，試料が100℃に達するまではこれらの温度上昇に投入した熱エネルギーが使われる。水温は100℃までしか上がらないので，いったん鍋も試料もすべて100℃になった後の加熱は水の温度上昇には使われず，水の蒸発や鍋からの放熱に使われる。通常はゆで加熱では沸騰までは強火，沸騰したら沸騰が継続する程度に火力を弱める。このとき火力によって沸騰後の水温が変わってくる。放熱は鍋と周囲空気の温度差に応じて常に起こっているので火力が弱くなり，水温が低下して加熱時間が長くなると，使用熱エネルギー全体に対する放熱の割合も大きくなる。強火で沸騰を継続した場合は蒸発潜熱量が著しく大きくなり，熱エネルギーのむだになる。

蒸し器では水蒸気が食品表面で水になるときに潜熱として水１ｇ当たり539calの熱を放出することにより食品表面の温度が上がるのと，蒸し器内での温度の高い空気からの対流伝熱による熱移動がある。蒸し器内で発生する蒸気の量によって潜熱の放出の程度が異なってくる。火力が弱いと蒸気発生量が少なくなり，蒸し器内の温度は低下し，また食品表面での潜熱の放出が少なくなるため食品表面での熱の受けとりも少なくなる。

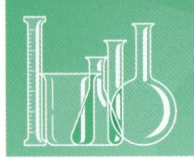

1 ゆで加熱における水温および試料中心温度の測定

❶ ４本のさつまいもを８本の直方体状に成形し，形状および重さをそろえる
ゆで用に４本，蒸し用に４本とする

↓

1：ゆでさつまいもA

❷ 鍋に水 1L とさつまいも２本を入れ，鍋ごと重さを量る

↓

❸ 水の深さの中心部の水温とさつまいもの中心温度を測定できるように熱電対をセットする

↓

❹ さつまいもをいったんとり出し，水を沸騰させる
沸騰したらさつまいもの中心部に熱電対を挿入した状態で，沸騰水に入れ，強火で10分間沸騰継続を行い，その間30秒ごとに水温とさつまいも中心温度を測定する

☞熱電対の先端部がさつまいもの中心部にくるように挿入し，加熱中にはずれないようにする。
☞熱電対で水温や蒸気温を測定しながら加熱する際はふたをきちんとし，熱電対挿入による隙間は極力小さく，かつ一定にする。
☞ゆでるときはさつまいもが水面から出ないようにする。

↓

❺ 消火後，鍋ごと重さを量り，②との差を蒸発分とする

↓

❻ １本はそのまま湯中に放置し，１本は熱電対のついた状態でさつまいもをとり出し，そのまま皿の上に放置し，それぞれ70℃になるまで中心温度を測定する

↓

2：ゆでさつまいもB

❼ ②，③と同じ操作を繰り返し，④の沸騰後の火力を弱火にし，同様に水温とさつまいもの中心温度を測定する

↓

❽ １本はそのまま湯中に放置し，１本は熱電対を挿入したままさつまいもをとり出し，そのまま皿の上に放置し，それぞれ70℃になるまで中心温度の変化を測定する

↓

3：蒸しさつまいもA

❾ 蒸し器に蒸し水 1L とさつまいもを入れ，蒸し器ごと重さを量る

☞蒸し器に入れるときはいったん火を止めてからふたを開け，さつまいもを入れる。火をつけたままふたをあけると蒸気で火傷をすることがあるので十分注意する。

↓

❿ 蒸気の温度を測定できるように熱電対をセットする
さつまいもの中心部に熱電対を挿入する

↓

⓫ さつまいもをいったんとり出し，水を沸騰させる
沸騰したらさつまいもの中心部に熱電対を挿入した状態で，蒸し器内に入れ，ふたたび蒸気が上がったら強火で10分間蒸し，その間30秒ごとに蒸気の温度および中心温度を測定する

↓

⓬ 消火後，蒸し器ごと重さを量り，⑨との差を蒸発分とする

↓

⓭ １本はそのまま蒸し器内に放置し，１本は熱電対を挿入したままさつまいもをとり出し，そのまま皿の上に放置し，それぞれ70℃になるまで中心温度を測定する

↓

4：蒸しさつまいもB

⑭ ⑨，⑩と同じ操作を繰り返し，⑪でさつまいもを蒸し器に入れ，ふたたび蒸気が上がったら弱火にし，10分間蒸し，その間30秒ごとに蒸気の温度とさつまいもの中心温度を測定する

↓

⑮ 消火後，蒸し器ごと重さを量り，蒸す前との差を蒸発分とする

↓

⑯ 1本はそのまま蒸し器内に放置し，1本は熱電対を挿入したままさつまいもをとり出し，そのまま皿の上に放置し，70℃になるまで中心温度を測定する

↓

5：官 能 評 価

⑰ ゆでさつまいもA，ゆでさつまいもB，蒸しさつまいもA，蒸しさつまいもBのそれぞれについて官能評価を行う
色，におい，かたさ，甘味，総合評価について順位をつける

↓

6：比 較 考 察

⑱ ゆでる操作において火力の強弱で，水温，さつまいも中心温度，消火後の温度の変化がどのように違うか比較する

↓

⑲ 蒸す操作における火力の強弱で，蒸気温，さつまいもの中心温度，消火後の温度の変化がどのように違うかを比較する

↓

⑳ ゆでる操作と蒸す操作におけるさつまいも中心温度の違いを火力との関係で比較考察する

課　題

（1）水は大気圧のもとでは100℃で沸騰する。調味料を加えたときの沸点について測定してみよう。

（2）食塩濃度が1～10%，砂糖濃度を5～40%の水溶液を用いて沸騰までの水温変化を水を対照として比較し，沸点上昇がどの程度起こるか確認しよう。

2. 乾式加熱（揚げる・焼く）

乾式加熱とは水を熱媒体として使わない加熱で，揚げる，炒める，焼くなどがある。焼く場合はさまざまな熱源（電気，ガス，炭，まきなど）からの放射熱によって食品を加熱する「直火焼き」と熱板などによる加熱，包み焼き，オーブン焼きなどの「間接焼き」がある。

乾式加熱である揚げる，焼く操作において加熱温度と重量変化，外観，食味との関係を把握し，効率よく乾式加熱を行う場合の要因について考察する。

1 揚げ加熱

食品を油で揚げると，食品中の水分が油中に移動し，油が食品の中に入ってくる。このような水と油の交代がうまくいくことが揚げ物をつくる際の要点となる。さらに主に焦げ色など外観も揚げ物の成績を決める要因となる。

目　的

●揚げ油の温度と食品の色，重量変化の関係を調べる。

準備する試料

□じゃがいも２個　□油 500mL

準備する器具

□揚げ鍋　□熱電対温度計　□ふきん　□ボウル　□ろ紙　□ストップウォッチ
□一般調理器具

基礎知識

脱水とこげ色

ポテトチップスをつくるときは脱水を目的とする低温での揚げ加熱と適度なこげ色を出し，油切れをよくするための高温での揚げ加熱の２段階で行う。脱水には数分間と時間がかかるためこげ色が出ない低温が適し，適度なこげ色は高温で短時間でつくので秒単位で行う。

1. じゃがいもを一定の厚さの薄い輪切りにして，水に30分間浸しておく
↓
2. じゃがいもを水から上げて水気を切り，乾いたふきんで拭く
↓
3. 油を揚げ鍋に入れて火にかけ，温度が（A）120℃，（B）140℃，（C）160℃，（D）180℃のときにじゃがいもを入れ，2分ごとにとり出し，こげ茶色になった時点でやめる

☞油の温度は常に測りながら行い，所定の温度を保つように火力を調節する。

↓
4. ろ紙の上に揚げたじゃがいもを一定時間置き，重量を測定する
↓
5. 温度ごとに色，重量変化を比較考察する

課　題

（1）じゃがいもの厚さによって脱水やこげ色のつき方がどのように違ってくるか測定してみよう。厚さが増すほど，脱水速度は遅くなり，低温での加熱時間が長くなる。その際，どのような問題が生じるか考えてみよう。

2 焼き加熱

オーブンで食品を焼く場合，庫内壁からの放射伝熱量に影響するのはオーブンの壁の温度，庫内空気の温度，食品と壁の距離，食品と壁の向き具合などであり，これらの要因によって，焼き色や重量も影響を受ける。

✳目　的

- 食品と壁との距離や向き具合によって試料の焼き色や重量がどのような影響を受けるかについて調べる。

準備する試料

□小麦粉（薄力粉）200g　□ベーキングパウダー 6g　□砂糖 50g　□ショートニング 10g

準備する器具

□粉ふるい　□ボウル　□木べら　□めん棒　□オーブン　□ノギス　□一般調理器具

基礎知識

オーブンでの焼き加熱

オーブンで食品を焼く場合，焼き色に影響するのはオーブンの壁の温度，庫内空気の温度，食品と壁の距離，食品と壁の向き具合などである。ある物体から放射されるエネルギーは放射率と温度の４乗に比例する。黒体の放射率は１であり，水はほぼ１，食品は０．７～１とほぼ水に近い。２つの物体表面間の放射による伝熱量は放射率を１とするとステファンボルツマン定数と表面積と各物体の温度の４乗の差と総括放射到達率を掛け合わせたもので表される。統括放射到達率は両面の黒さの程度や面の形態，両面の位置的な関係などにより決まってくる値であり，実際の加熱条件によって異なる。庫内壁からの放射伝熱量は壁からの距離が大きいほど，また壁と平行でない位置関係にあるものほど放射伝熱量が少なくなる。

オーブン加熱ではオーブンの壁からの放射伝熱による伝熱と温まった庫内空気からの対流熱伝達による伝熱および天板からの伝導伝熱がある。放射伝熱と対流伝熱の割合はオーブンの種類によって異なる。強制対流式オーブン（コンベクションオーブン）は対流による影響のほうが放射による伝熱量より割合が大きく，自然対流式より短時間で焼き上がる。電気オーブンではガスオーブンより放射による伝熱量が大きく，焼き色もつきやすい。

❶ 小麦粉とベーキングパウダーを合わせてふるっておく

↓

❷ 砂糖，ショートニングをよく練り，水適量を加える

☞加える水の量は，生地が手でこねられるかたさになるよう調節する。

↓

❸ ①を加え，さっと混ぜる

☞材料を混ぜたらこねないようにする。

↓

❹ 生地を 0.2cm の厚さに均一にのばし，5cm × 5cm の正方形をつくる

☞生地の厚さは均一にする。

↓

❺ それぞれの生地の重さを量る

↓

❻ 中段の天板に生地を下記のとおり並べ，上面の庫内壁からの距離を測る

A．皿 1 枚に生地を置いたもの

B．皿の片側に 3cm 前後の高さのものを置き，生地を置いて生地の面が上面の庫内壁に対して平行になっていないもの

C．高さ 5cm 前後の台を置きその上に皿をのせ生地を置いたもの

☞生地の置き方の違いが明らかなように高さ，のせ方を設定する。

↓

❼ いったん試料および天板を出し，170℃まで予熱する

↓

❽ 170℃になったら⑥のように試料をオーブン内に入れ，約12分間焼く

↓

❾ 焼き上がり30分後の重量，サイズを測定する

↓

❿ 生地の置き方によるクッキーの重量，サイズ，焼き色の違いを比較する

課　題

（1）生地の水分によっても焼色が異なってくる。水分含量が異なる生地をいろいろつくって，同じように上面の庫内壁からの距離や壁との位置関係によって焼き色がどのように違うかを調べてみよう。水分が少ないほど焼き色がつきやすく，生地の置かれた場所による影響も大きい。

3．その他（電子レンジ・電磁調理器）

電子レンジは「誘電加熱」ともいわれ，食品内部から発熱するため，湿式加熱や乾式加熱とは加熱原理が異なっている。電磁調理器はコイルに電流を流すことで誘導される加熱法なので「誘導加熱」といわれる。

電子レンジ加熱では食品にマイクロ波が照射され，マイクロ波のエネルギーが食品中の水分子に吸収されることで食品の温度が上昇する。このため食品内部から発熱させる加熱方法である。また電磁調理器ではトッププレートの下にあるコイルに電流を流すことで磁力線が発生し，これが金属製の鍋を通るとき渦電流を引き起こしてトッププレートに接触した鍋底が発熱する。鍋をはずすと発熱しない。熱源が外側にある点が電子レンジと異なる。

電子レンジや電磁調理器は実際の調理に頻繁に使われるため，それぞれの加熱特性を理解することが重要である。

✳目　的

- 電子レンジや電磁調理器による加熱における加熱特性を検討する。

基礎知識

電子レンジの加熱原理

電子レンジ庫内上部のマグネトロンから食品に周波数が一定のマイクロ波が照射されると，食品中の主として水分がマイクロ波の周期に合わせて向きを変える。水分子は酸素側に電子が偏っており，電場のプラス側に水分子のマイナス側が，マイナス側には水分子のプラス側が配向するためである。日本では2,450MHz（1秒間に24億5,000万回振動）のマイクロ波が電子レンジに使用されており，電場の変化に対して少しずつ水分子が遅れを生じ，回転に抵抗が生じると同時に周囲の分子からも抵抗を受ける。これを除くために水分子が電場からエネルギーを受けとるとマイクロ波のエネルギーが食品に吸収され，水分子の運動が活発になり，温度が上昇する。食品に含まれる成分がエネルギーを吸収して温度が上がるので，内部から発熱される加熱である。水は誘電率が大きく加熱の効率が高いため，水分を多く含む食品ほど加熱されやすい。

電子レンジの特徴

マイクロ波のエネルギーは食品に一度に吸収されるのではなく，食品内部をマイクロ波が進む間に吸収されるのでしだいに弱くなる。表面でのエネルギーが一定の割合に減衰するときの浸入深度が小さいほど表面で吸収される。水の浸入深度は室温で1 cm強，100℃で約7 cmであるが，食塩水では水よりも浸入深度が浅いので，塩分を含むものは表面部分が先に温度が上がりやすく加熱ムラが生じやすい。

電子レンジの出力は400～600W，消費電力は900～1,000Wである。加熱する食品の体積と単位時間に食品に吸収されるエネルギーの積が出力に相当する。出力は一定なので体積がn倍になると吸収されるエネルギーは1／nになるので加熱時間が長くなる。

1 電子レンジ加熱における水温変化

準備する試料

□水 2.75L　□サラダ油 700mL　□食塩 20g

準備する器具

□ビーカー（200mL）5個×3（水用，油用，水・油用）　□ビーカー（300mL）5個

□電子レンジ　□熱電対温度計　□一般調理器具

基礎知識

- 電子レンジにおける加熱時間は水量によって変化する。
- 油は比熱が水の約1/2と小さいが，温度上昇速度は油の量によって水との関係が変化する。
- 食塩は半減深度が小さいので表面付近でマイクロ波が吸収される。

❶ 水100mLをビーカーに入れ，電子レンジで所定時間（20，40，60，80，100秒）加熱した後，とり出し，5秒間かき混ぜ，温度を測定する

↓

❷ 水200mLをビーカーに入れ，電子レンジで所定時間（20，40，60，80，100秒）加熱した後，とり出し，5秒間かき混ぜ，温度を測定する

↓

❸ 油100mLをビーカーに入れ，電子レンジで所定時間（20，40，60，80，100秒）加熱した後，とり出し，5秒間かき混ぜ，温度を測定する

↓

❹ 水50mLと油50mLをビーカーに入れ，そのまま電子レンジで所定時間（20，40，60，80，100秒）加熱した後，とり出し，上部（油）と下部（水）の温度をそれぞれ測定する

↓

❺ 水100mLと食塩1gをビーカーに入れ，電子レンジで所定時間（20，40，60，80，100秒）加熱した後，とり出し，5秒間かき混ぜ，温度を測定する

↓

❻ 水100mLと食塩3gをビーカーに入れ，電子レンジで所定時間（20，40，60，80，100秒）加熱した後，とり出し，5秒間かき混ぜ，温度を測定する

↓

❼ 各試料の水温変化をグラフ化し，水温上昇速度に及ぼす水量の影響，油の影響，水・油混合の影響，食塩添加の影響について考察する

☞ビーカーは加熱時間ごとに用意する。

☞温度を測定するビーカーの位置を一定にする。

☞かき混ぜる条件を一定にする。

課　題

（1）④以外の操作について加熱後にかき混ぜず，液面の上から1cmと下から1cmの位置で温度を測り分布を調べてみよう。

2 電磁調理器における消費熱量

準備する試料

□水 2.2L　□じゃがいも 1.2kg（およそ12個）

準備する器具

□鍋（ステンレス製または鉄ホーロー）　□熱電対温度計　□電磁調理器　□電子天秤
□一般調理器具

基礎知識

電磁調理器の熱効率

一般に電磁調理器（IHヒーター，induction heating）の熱効率は電波法施行規則に基づく測定法で算出され，鍋と水が得た熱量を消費熱量で割った値に100をかけている。この方法だと最も熱効率のよいもので90%といわれるが，水が得た熱量の割合（日本工業規格に基づく）でみるとその場合は79%になると言われている。一方，ガスコンロは後者で算出され，最も効率のよいもので56%と言われている。熱効率は加熱機器の種類や鍋の大きさ，材質，火力など加熱条件によって異なる。金属以外の鍋や銅，アルミニウム製鍋は発熱しにくく使用できないが，最近ではこれらの鍋にも対応したIHヒーターやIHヒーター用鍋が開発されている。

1：水のみの加熱

① 鍋に水 1L を入れ，熱電対を水の深さの中央の位置に固定し，水温を測定する
↓
② 1kW で加熱し，沸騰までの水温変化を測定する
↓
③ 沸騰後，火力を 0.1kW に切り替え，5分間水温測定を行う
火力を 0.15kW，0.3kW に切り替えた場合についても同様に水温測定を行う
↓

☞沸騰までの時間を測定する際は99.5℃を沸騰とみなしてよい。
☞沸騰までおよび消火後の水温変化は室温によって影響されるので同一室内で実験を行う。

2：ゆで加熱

④ 鍋に水 600mL と皮をむいて4つ切りにしたじゃがいも 600g を入れ，鍋ごと重さを量る
↓
⑤ 熱電対を水の深さの中央の位置とじゃがいもの中心部に固定し，水温および中心温度を測定する
↓
⑥ 1kW で加熱し，沸騰後の火力を 0.15kW として沸騰継続を10分間行い，消火後，鍋ごと重さを量り，④との差を蒸発分とする
↓
⑦ じゃがいもをとり出す
水温および中心部の温度は消火まで30秒ごとに継続して行う
↓

3：余 熱 利 用

⑧ ④と同じものを用意し，鍋ごと重さを量る

↓

⑨ 1kW で加熱し，沸騰後の火力を 0.15kW として沸騰継続を10分間行い，消火後，ふたをとらずそのまま放置し，30分後に鍋ごと重さを量り，⑧との差を蒸発分とする

↓

⑩ じゃがいもをとり出す
水温および中心部の温度はじゃがいもをとり出すまで行う

↓

4：計　　算

⑪ ①と②より電磁調理器の消費熱量に対する水が得た熱量の割合を計算してみる
1kW の消費熱量は1時間当たり 860kcal とする
計算は沸騰までに水に吸収された熱量を沸騰までに消費した熱量で割った値に 100 をかけて求める

↓

⑫ ②と③より沸騰後の火力によって水温と消費熱量がどのくらい違うか比較する

↓

⑬ ⑦と⑩のじゃがいもを試食し，色，におい，かたさ，味，総合評価を比較する

↓

⑭ ⑥と⑨に関連する熱量 ― 総熱量・顕熱量・潜熱量・放熱量を求め，比較する

- **沸騰までに水に吸収された熱量**：水の重量 × 比熱 × 温度上昇分
- **総熱量**：加熱時に消費した熱量（1kW の消費熱量は1時間あたり 860kcal）
- **顕熱量**：水，鍋，じゃがいもの温度上昇に使われた熱量。それぞれの顕熱は（重量 × 比熱 × 初期温度から沸騰までの温度上昇分）により求める。比熱は水 1.0（kcal/（kg・℃），鍋（ステンレス，鉄，ホーロー）0.11，じゃがいも 0.82 とする。
- **潜熱量**：⑥と⑨のそれぞれの蒸発分に蒸発潜熱 539cal/g をかけたもの。
- **放熱量**：総熱量から顕熱量，潜熱量を差し引いた残り

課　題

（1）消火後の水温変化は水量によって大きく変化する。水量をいろいろ変えて消火後の水温変化を測定し，余熱利用時間と水量との関係を検討しよう。

（2）内ぶたを用いるとより余熱利用の効果が高まる。内ぶたとしてラップフィルムを用いたときの水温変化も合わせて測定してみよう。

第４章　非加熱操作に関する実験

非加熱操作は計量，洗浄，浸漬，切砕，磨砕，混合・撹拌，圧搾・ろ過，冷却・冷凍・解凍など多岐にわたる。いずれも栄養効率を高めたり，食味向上そして衛生・安全上欠かせない大切な操作である。本章では卵白の泡立て，油の乳化，切砕の方法，豆の吸水について実験する。

1．卵白の起泡性と泡の安定性〈混合・撹拌操作〉

卵の調理性はたんぱく質の特性である凝固性，起泡性や乳化性，そして希釈性などによるところが大きい。種々の調理操作によるたんぱく質の変性は物性の変化をもたらし，おいしさに影響する。卵白，卵黄ともに撹拌により泡立つが，卵白のほうが起泡性に優れる。

卵白の起泡性および泡の安定性は卵の鮮度，温度，撹拌方法の違い，添加物の有無などに影響される。

目　的

●添加物の影響と砂糖の添加時期について検討する。

準備する試料

□卵白５個　□上白糖（卵白の50％）×　２　□レモン汁（卵白の10％）　□サラダ油（卵白の１％）

準備する器具

□電子天秤１台　□ポリビーカー（1L）５個　□ハンドミキサー１台　□漏斗５個
□漏斗台３台　□目盛つき試験管５本　□小型ペトリ皿　□ゴムべら
□すり切り　□ストップウォッチ　□裏ごし器　□一般調理器具

基礎知識

卵白の泡立ちや安定性にはたんぱく質が関与しており，泡立てるとたんぱく質が表面変性する。安定した泡でもそのまま放置すると泡と泡の間にある液状の卵白が下方へ流れ，これに伴って泡が消える。泡立ちやすさや泡の安定性は卵白の種類，鮮度，温度，pH や添加材料により影響される。

泡と泡立て

液体または固体の連続相（分散媒）中に気体を分散相として存在させた状態を泡といい，それを形成させる操作が泡立てである。

泡立て方法としては，泡立て器を使う手動と電動ミキサー（ハンドミキサー）を使う方法とがある。

泡立て器は細い金属棒を茶せん型に組み合わせた形のものが多く用いられる。ハンドミキサーは２本のビーターを逆方向に回転させて撹拌する。回転速度の調節ができる。

表4-1　卵白泡の安定性に対する砂糖の影響

卵白重量に対する砂糖量（%）	比　重	メレンゲからの分離液量（%） 経過時間（時）			
		0.5	1.0	2.0	3.0
100	0.238	0	0	3.64	9.09
80	0.209	0	0.31	7.27	15.54
54	0.171	1.39	1.46	28.23	29.11

電力撹拌で卵白を１分間撹拌後，砂糖を加えさらに２分撹拌したもの。
（出典：下村道子ほか編著『新調理学』光生館，2015，p.122）

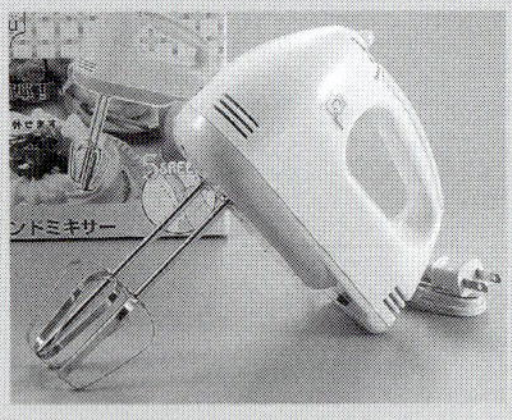

図4-1　電動ハンドミキサー
パール金属株式会社　D-1098

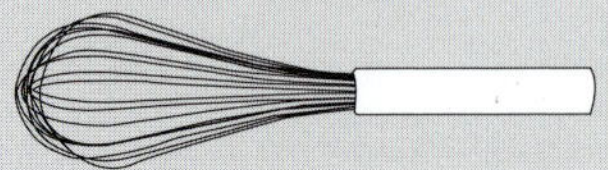

図4-2　茶せん型泡立て器

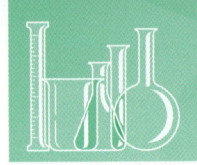

添加材料の影響

- 砂糖：粘度が増加し，たんぱく質の変性を抑制するため起泡性は抑えられるが，ある程度起泡した段階で砂糖を加えると，安定した泡となる（メレンゲ）。
- 油脂：少量の油脂により界面状態が変化し，起泡性は悪くなる。卵黄には脂質が含まれるため，卵黄の混入は泡立ちを悪くする。
- 酸：卵白の pH を低下させ，等電点に近づくため表面張力が下がり，粘度が低くなるので起泡性はよくなる。

❶ 漏斗を漏斗台にセットし，下に目盛つき試験管をセットする
↓
❷ 小型ペトリ皿の重量を測定し，水を満たして重量を測定する
↓
❸ 卵白５個を泡立てないようにほぐし，裏ごして５等分し（ @g ），以下の試料とする
↓
❹ ５つのポリビーカーに各々入れる

- 卵　白
- 卵白と上白糖（卵白の50%）
- 卵白とレモン汁（卵白の10%）
- 卵白とサラダ油（卵白の１%）
- 卵　白 → ハンドミキサーで１分間泡立てた後，上白糖（卵白の50%）を加えさらに１分間泡立てる

↓
❺ ハンドミキサーで2分間（800rpm），角が立つ程度にしっかり泡立てる
↓
❻ ポリビーカーの目盛から容積を測定する
泡の状態をすばやく観察する（きめ，つや，弾力）
↓
❼ 水を切った②の小型ペトリ皿に泡をつめてすり切り，重量を測定し，比重を算出する
↓
❽ ⑦の泡を漏斗に移し 10 分間そのまま放置し，分離してきた卵白の液量（ mL ）を読みとる
そのときの泡の状態を観察する（きめ，つや，弾力）

ワンポイントアドバイス
漏斗をはずすと試験管が倒れるので，漏斗をはずすときは試験管をおさえてはずすこと。

ワンポイントアドバイス
泡の安定度は泡から出てくる分離液量を測定することにより調べる。少ないほうが安定度が高い。

☞泡の比重 $= \dfrac{\text{泡の重量（g）}}{\text{水の重量（g）}}$

☞分離液（%） $= \dfrac{\text{分離液量（mL）}}{\text{泡の重量（g）}} \times 100$

☞条　件
- 添加物なし
- 砂糖添加
- 卵白のみで泡立てた後砂糖添加
- レモン汁添加
- 油添加

課　題

（1）卵白の80%以上の砂糖を添加した場合，泡の分離液量はどうか。砂糖の添加量と安定性について考察してみよう。
（2）卵白の温度と起泡性および泡の安定性について考察してみよう。

2. 乳化〈混合・攪拌操作〉

野菜サラダの主なソースとしてフレンチドレッシングとマヨネーズソースがある。どちらも主材料は油と食酢であるが安定度には差がみられる。マヨネーズソースには乳化剤となる卵黄が含まれているので安定度が高い。フレンチドレッシングとマヨネーズの乳化と安定性について検討する。

1 フレンチドレッシング

フレンチドレッシングの安定度には油の種類や油と酢の配合割合，酸味料の種類，添加材料などが影響する。

目　的

油と酢の配合割合，酸味料の種類，添加材料の違いが安定度に及ぼす影響を調べる。

準備する試料

□サラダ油 63mL　□食酢 33mL　□レモン汁 6mL　□２％からし酢 6mL　□卵黄６滴

準備する器具

□目盛つき試験管６本　□ストップウォッチ　□メスシリンダー（メートルグラス）
□駒込ピペット　□試験管立て　□パラフィルム
□試験管ミキサー　□一般調理器具

基礎知識

乳化と安定性

互いに混ざり合わない水と油に乳化剤を添加してかき混ぜると，どちらかが細粒となり分散した状態となる。この状態を乳化（エマルション）という。フレンチドレッシングはよくかき混ぜることにより乳化するが，放置すると二層に分離する。

フレンチドレッシングの安定度に及ぼす影響として油と酢の配合割合があるが，油の量が多いほうが乳化安定度が高い。油と酢の割合は３：１，２：１，１：１などのものがある。

また，油の種類や酸味料も安定度に影響する。精製度が高く，酸化の低いなたね油が安定度が高く，酸味料ではレモン汁が高い。安定度を高めるのはペクチンの作用によるものと考えられる。

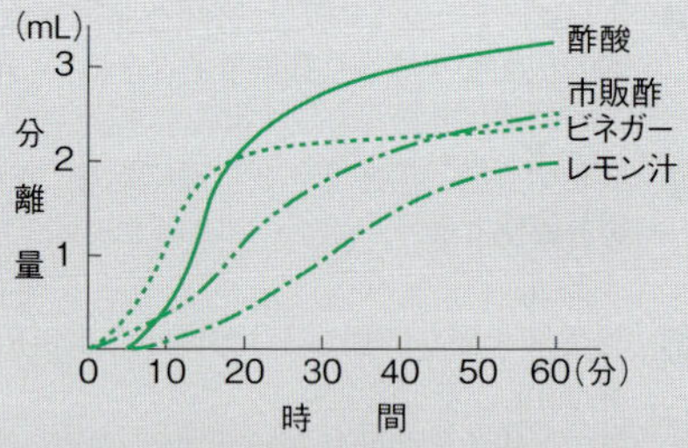

図4-3　酸味材料の種類とドレッシングの安定度　気温26℃

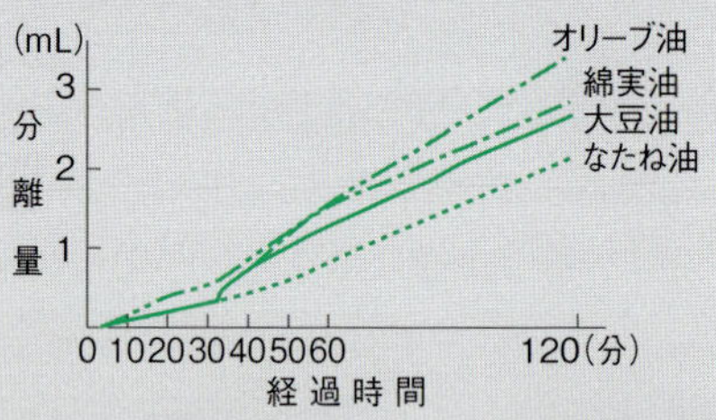

図4-4　油の種類とドレッシングの安定度　気温30℃

（出典：山崎清子ほか『NEW 調理と理論』同文書院，2016，p. 382）

❶ 目盛つき試験管に表4-2のA～Fの配合割合に従って試料を入れ，パラフィルムでカバーする

↓

❷ 試験管ミキサーで10秒間撹拌するか，あるいは試験管の口を指で押さえて10秒間激しく振る

↓

❸ A～Fの試験管を試験管立てに立てて静置し，撹拌直後の状態を観察する

↓

❹ 30秒後，1分後，2分後，5分後，10分後，15分後の分離液の量（下層部の量）を読みとる

↓

❺ 15分後の状態を観察する

↓

❻ 分離液量を比率（%）で求める

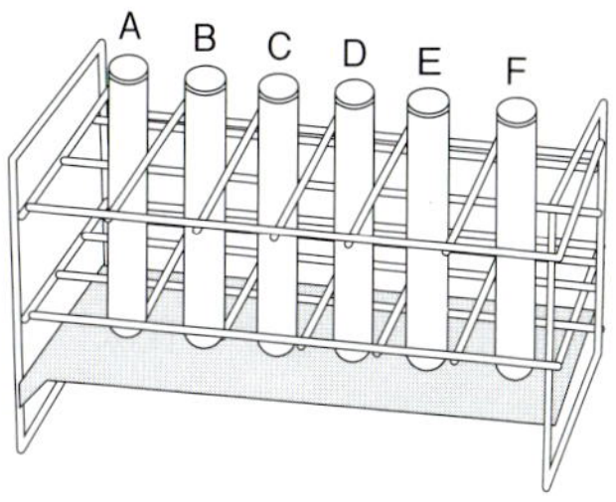

図4-5　試験管立てに立てた状態

☞分離液（%）

$$= \frac{\text{下層部液量（mL）}}{\text{全液量（mL）}} \times 100$$

表4-2　配合割合（mL）

材　料	A	B	C	D	E	F
サラダ油	12	9	6	12	12	12
食　酢	6	9	12			6
レモン汁				6		
2%からし酢					6	
卵　黄						6滴

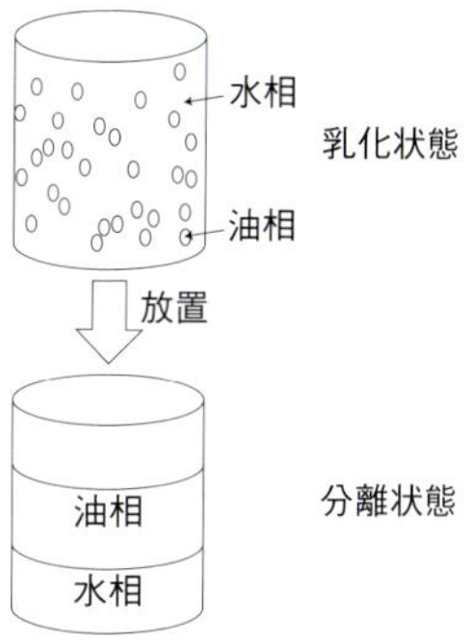

図4-6　乳化および分離状態のイメージ

課　題

（1）フレンチドレッシングに使用されている乳化剤の種類および働きを調べてみよう。

2 マヨネーズソース

マヨネーズソースは卵黄に多量の油と少量の食酢を撹拌しながら加えて作製するが，操作中に乳化が十分に行われないと分離する。調製条件が適当でないとよく乳化しないのである。

目　的

- 調製方法が安定性や食味に及ぼす影響を調べる。

準備する試料

□卵黄２個　□サラダ油 100mL × 2　□食酢 15mL × 2　□食塩 2g × 2
□からし粉 0.2g × 2　□市販マヨネーズソース

準備する試薬

□スダンブラックⅢ

〔**調製法**〕 70%エタノールにスダンⅢを飽和させ，使用直前にろ過する

準備する器具

□ボウル　□泡立て器　□顕微鏡　□スライドガラス　□カバーガラス
□スポイト　□時計皿　□駒込ピペット　□ペトリ皿　□スプーン
□一般調理器具

基礎知識

油・酢・乳化剤の関係

卵黄を乳化剤とし，酢にサラダ油を少しずつ混ぜ合わせるとマヨネーズソースができ上がる。ただし材料分量が適当であっても作製方法が悪く，油を一度に入れてしまうとマヨネーズソースはでき上がらない。

乳化剤は分子内に親水基と親油基をもつ。卵黄はそれ自体が水中油滴型エマルションである。からしにも乳化剤の働きがある。からしの添加は香辛料としての働きもあるが，乳化を助ける意味もある。

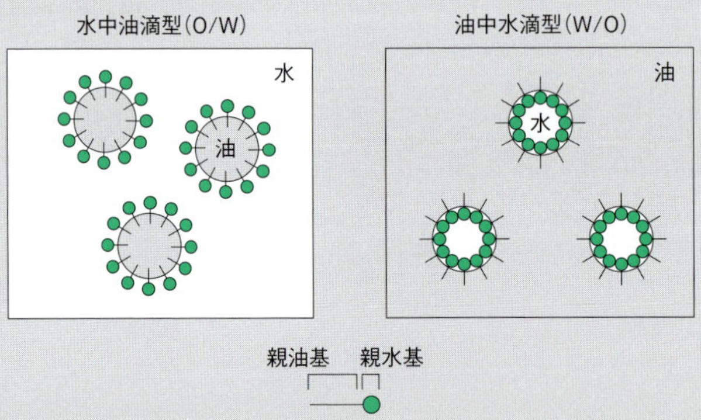

図4-7　エマルションの模式図

（出典：日本フードスペシャリスト協会編『三訂 食品の官能評価・鑑別演習』建帛社，2016，p. 62）

1：マヨネーズソースA

❶ 卵黄1個，からし粉 0.1g，食塩 1g をボウルに入れ，泡立て器でよく混ぜ合わせる

↓

❷ 食酢約 7mL を入れて混ぜ合わせる

↓

❸ サラダ油約 15mL をスプーンで滴下しながら混ぜ合わせる

↓

❹ かたくなったら食酢 2mL 程度を加え，よく混ぜ合わせる

↓

❺ この操作を繰り返して乳化させるが，加えるサラダ油量は少しずつ増やす（油量 50mL まではごく細い糸状，それ以降は流れる糸状）

↓

❻ サラダ油 100mL を入れ終わった後に残りの食塩 1g，からし粉 0.1g，残りの食酢を加え，よく混ぜる

↓

2：マヨネーズソースB

❼ 卵黄1個，からし粉 0.1g，食塩 1g，食酢 7mL をボウルに入れ，泡立て器でよく混ぜ合わせる

↓

❽ サラダ油 100mL を一度に加え，軽く混ぜ合わせる
大さじ1杯をペトリ皿にとる

↓

3：マヨネーズソースC

❾ ⑧のボウルを斜めにして静置し，分離した上層のサラダ油をスプーンあるいはスポイトでビーカーに分取する

↓

❿ ボウルに残ったクリーム部に食酢 2mL を入れて混ぜ，分取したサラダ油をスプーンで滴下しながら混ぜ合わせる

↓

⓫ マヨネーズソースAと同様の操作ですべてのサラダ油を加え，残っている食塩，からし粉，食酢を加え混ぜる

↓

4：判　定

⓬ マヨネーズソースA，B，Cのエマルションの型を判定する

↓

⓭ 顕微鏡で油滴の状態を観察する

↓

⓮ マヨネーズソースA，Cは大さじ1杯とって，落下の様子を観察する
また食味を調べる

ワンポイントアドバイス

乳化型の判定方法：ペトリ皿の中央に大さじ1杯程度のマヨネーズソースをのせ，試料の一方の端に水，他方にサラダ油をそれぞれ駒込ピペットで1滴ずつ落とす。ペトリ皿を静かに動かして混ざるかどうか調べる。
水と混ざる→水中油滴型エマルション（O/W型エマルション）
油と混ざる→油中水滴型エマルション（W/O型エマルション）

ワンポイントアドバイス

顕微鏡観察：スライドガラスにA，B，Cのマヨネーズソースと市販のマヨネーズソースを少量とり，上からスダンブラックⅢを1滴加え，気泡が入らないようカバーガラスを静かにのせ，顕微鏡で観察する（10×40倍または5×30倍）。

ワンポイントアドバイス

タラタラ流れるように落下するのか，強く振らないと落下しないのか，同じ分量の材料であっても，作製の仕方でできあがりのかたさが異なる。マヨネーズソースの粘性はニュートンの粘性法則に従わないチキソトロピーである。

課　題

（1）乳化はどのような条件のときに起こるのか考えてみよう。
（2）乳化しない理由は何か，油滴の分散が違うのはなぜか考えてみよう。

3. 切砕（せっさい）方法と咀しゃくのしやすさ〈切る操作〉

野菜は美しい色や独特の香り，歯ざわりなどの嗜好特性を有するとともに，ビタミンC・無機成分・食物繊維・ポリフェノールなどの機能性成分を兼ね備えた優れた食品である。生食においては特にテクスチャーがおいしさの重要な因子となる。野菜にはセルロースを主成分とする繊維があり，繊維方向に切るのか繊維を切断するように切るのかでテクスチャーが変わってくる。また，咀しゃく機能が衰えた場合，かたいものや大きなものにかくし包丁を入れることにより咀しゃくしやすくなる。

目　的

● 切断の仕方やかくし包丁の有無が咀しゃくに与える影響を調べる。

準備する試料

□セロリー 200g　□だいこん 300g　□キャベツ 100g　□かまぼこ 150g
□たくあん漬 200g

準備する器具

□包丁　□まな板　□定規

準備する装置

□レオメーターあるいはテクスチュロメーターなどのテクスチャー測定装置

基礎知識

食物のテクスチャー

食物のおいしさは味や香りなどのほかにテクスチャー（食感）によるものがある。口中で感じられるテクスチャーはかたさ，粘り，付着性，舌ざわり，歯ざわり，飲み込みやすさなどの特性である。

高齢になると唾液分泌量の減少，歯の損失，筋力の衰えなどにより咀しゃく機能の衰えがみられる。そのため高齢になっても咀しゃく機能が低下しないように歯の保存に努めることや，食べる人の好みや咀しゃく機能に応じたテクスチャーに調理することが大切である。また子どもの咀しゃく機能の発達は生命を維持し，健康に過ごすために欠かせない要素である。

根菜類などを繊維に対して平行に切ると繊維が長いままで残るため食べるときに歯で切断しなければならない。繊維に直角に切ると繊維が短く切断されるため，平行に切った場合より小さな力で咀しゃくすることができる。また，かくし包丁は食品がばらばらにならないため，噛み切りにくい食品や厚みのある食品を食べやすくする方法といえる。

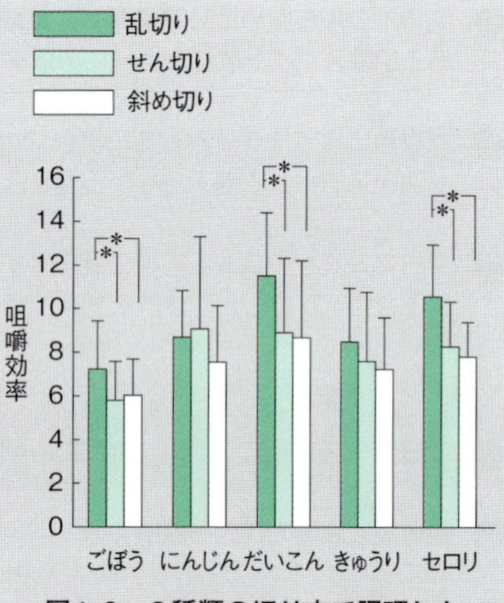

図4-8　3種類の切り方で調理した野菜の噛みやすさ
点数が高いほど噛みやすい
（出典：吉野陽子・桑原礼子『食品の切り方が咀しゃく特性およびかみ易さに及ぼす影響』栄食誌，54，355～359，2001）

1：セロリー・だいこん

❶ セロリー半分は繊維と平行方向に長さをとり，長さ 3cm・幅 5mm の拍子木切りにする
残りの半分は繊維と垂直方向に長さをとり，長さ 3cm・幅 5mm の拍子木切りにする（図4-9）

↓

❷ だいこん半分は幅 4cm の輪切りにし，繊維と平行に厚さ 5mm に切ってから幅 5mm の拍子木切りにする（繊維と平行方向に長さをとる）
残りの半分は幅 5mm の輪切りにしてから，長さ 4cm，幅 5mm の拍子木切りにする（繊維と垂直方向に長さをとる）（図4-10）

↓

❸ セロリー，だいこんの噛み切りやすさを５段階で評価し，飲み込むまでの咀しゃく回数を比較する

☞官能評価の評点法pp. 30〜32参照。
☞可能なら，セロリー，だいこんの破断特性をレオロメーター，テクスチュロメーターなどで測定する。

2：キャベツ

❹ キャベツ約 50g をみじん切りにする
残りの約 50g は切らないでそのままとする

↓

❺ それぞれ１口量（同一重量）を口に入れ，食べやすさ，歯ざわり，咀しゃく回数を比較する

3：かまぼこ・たくあん漬

❻ かまぼこ・たくあん漬とも切り方は同じとする
厚さ 8mm に切り，2cm 角に切ったものを３切れ × 人数分とる

↓

❼ １つ目は裏側に幅 2mm 間隔，深さ 4mm の縦横の切れ目を入れる（かのこ切り）
２つ目は 2mm 角のみじん切りにする
３つ目は切らないでそのままとする

↓

❽ それぞれを一口で食べて，切り方の方向，かくし包丁，切り方の違いが噛み切りやすさ，食べやすさ，咀しゃく回数に与える影響を比較する

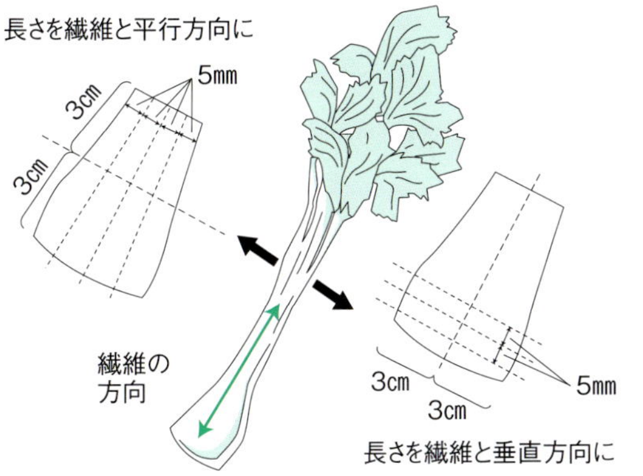

図4-9　セロリーの切り方と繊維の状態

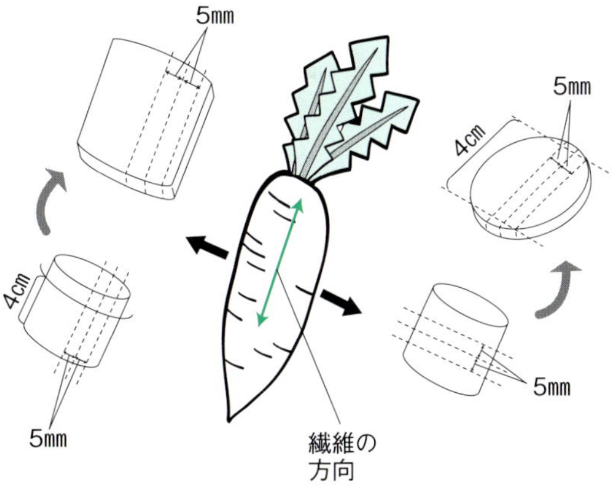

図4-10　だいこんの切り方と繊維の状態

課　題

（1）野菜の加熱方法や加熱時間の違いによる食べやすさや咀しゃく回数について考察しよう。

4．豆の吸水〈浸漬操作〉

豆類は含有する栄養成分により，たんぱく質と脂質を多く含むだいず類，炭水化物とたんぱく質を多く含むあずき類，グリンピースやさやえんどうのように野菜として扱われるものとに分類される。だいず類，あずき類は水分含量10～16％程度の乾物として保存される。乾燥豆の調理に当たっては加熱前に吸水が必要であることが多い。

✳目　　的

●豆の種類や新古により吸水のパターンが異なることを調べ，適切な吸水時間を考える。

準備する試料

□白だいず 30g　□黒だいず 30g　□あずき（新）30g
□あずき（古；1年前に収穫されたもの）30g　□いんげんまめ 30g など

準備する試薬

□ヨウ素ヨウ化カリウム溶液

〔調製法〕 ヨウ化カリウム 2g を蒸留水 100mL に溶かし，ヨウ素 0.2g を加えて溶かし，褐色びんに保存する

準備する器具

□ビーカー（200mL）豆の種類の数　□メスシリンダー（250mL）1個　□電子天秤 1台
□ボウル 2個　□ざる 1個　□温度計
□ノギスまたは定規　□ペーパータオル　□スライドガラス
□カバーガラス　□顕微鏡　□一般調理器具

基礎知識

豆の吸水

豆類は種類により吸水性が異なる。だいずやいんげんまめは吸水開始後5～6時間で100％近く吸水する。また，新豆のほうが古い豆より吸水する。あずきは皮が強じんなため一般に吸水が悪く，浸水時間が長く必要で，5～6時間の浸漬では吸水効果が低い。しかし胚座から徐々に吸水しているので，種皮と子葉の間にある程度吸水すると一気に吸水する。このとき水溶性の成分が水に出るので水温が高いときは変敗しやすい。したがって浸水せずに直接煮ることが多い。

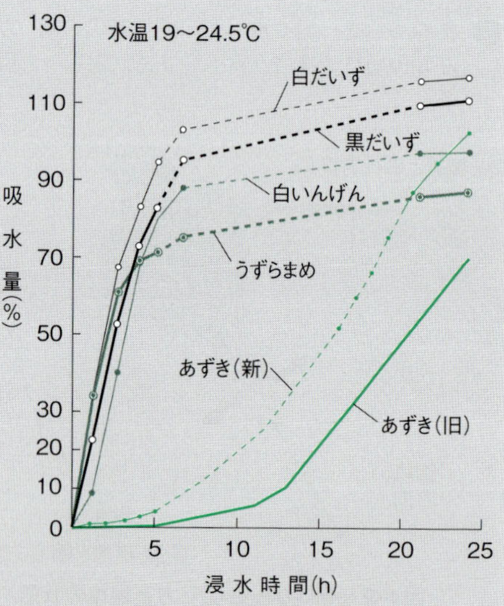

図4-11　豆類の吸水曲線

（出典：松元文子ほか『四訂 調理実験』柴田書店，1997，p.74）

❶ 白だいず，黒だいず，あずき（新），あずき（古），いんげんまめなど，それぞれ3粒ずつの長径と短径をノギスあるいは定規で計測する

↓

❷ メスシリンダーに水 150mL を入れ，そこに豆 30g を入れて直ちに目盛を読み，体積を計測する
このときを浸水0分とする
水ごとビーカーにあけ，水温を測定する

☞目盛が増加した分が豆の体積である。

↓

❸ ②の操作を各豆について行う

↓

❹ 20 分経過後，ボウルにざるをのせて豆の水を切り，豆の表面の水気をペーパータオルでふき，重量を測定する
水はビーカーにもどす

☞水温は測定中一定になるよう配慮する。夏期は水温の上昇を押さえるため冷蔵庫保存する。

↓

❺ メスシリンダーに新しい水 100mL を入れ，そこに重量を計測した後の豆を入れて直ちに目盛を読み，体積を測定する
ざるで水を切り，豆だけをビーカーに戻す

☞吸水率（%）

$$= \frac{(\text{浸漬後重量} - \text{浸漬前重量})}{\text{浸漬前重量}} \times 100$$

↓

❻ 40 分，60 分，90 分，120 分，20 時間後に同様の測定を行う

☞時間の都合上，途中経過は省き，翌日浸漬 20 時間後の体積，重量，大きさを測定する。できれば 24 時間後も測定する。

↓

❼ 20 時間後に豆の長径と短径をそれぞれ3粒ずつノギスあるいは定規で計測する

↓

❽ 浸漬後の液の色を比較する

↓

❾ 浸漬後の豆をうす切りし，スライドガラスにのせ，ヨウ素ヨウ化カリウム溶液を滴下してカバーガラスをかけ，顕微鏡ででん粉を観察する（10 × 20 倍）

☞でん粉の観察を行い，豆の種類とでん粉との関係を調べる。

↓

❿ 各豆の吸水率（%）のグラフを作成し，吸水による重量，体積の増加率を比較する
吸水前と吸水 20 時間後の豆の形と大きさを比較する

課　題

（1）浸漬温度の違いによる豆の吸水率の違いを調べよう。

第5章　米・小麦粉の実験

1. 米の実験

米は日本人の主食で，ほかの穀物に比べ容易に美味になる食品である。稲の籾殻をとり去ったものが「玄米」で，これは胚乳と胚芽を糠層が覆っている。「精白米」は玄米を搗いて白くしたもので，一般に胚乳の部分をさす。ビタミンB群が豊富な胚芽を残したものは，「胚芽精米」と言われる。米の主成分はでん粉で，アミロースとアミロペクチンより構成されている。米には，約20%のアミロースと約80%のアミロペクチンを含む「うるち米」と，100%アミロペクチンからなる「もち米」があり，これらの含量の違いが，米飯の食感や物性に影響を与えている。

1 米の種類と浸漬時間・浸漬温度が吸水率に及ぼす影響

米を食すには炊く方法があり，「炊飯」とは米に水を加えて加熱し，飯にすることを言う。すなわち，米の生でん粉（βでん粉）が糊化（α化）して米飯になるのである。おいしい飯を炊くには，水加減（加水量・吸水率など）・火加減・時間の３条件が必要である。

目　的

- 炊飯に必要な条件のうち，米の吸水について，米の種類・水温・浸漬時間がどのように影響するかをみる。

準備する試料

□うるち米 180g　□もち米 180g

準備する器具

□電子天秤　□ビーカー（100mL）
□メスシリンダー（100mL）　□100℃温度計
□ガラス棒　□ざる
□ボウル　□ふきん
□一般調理器具

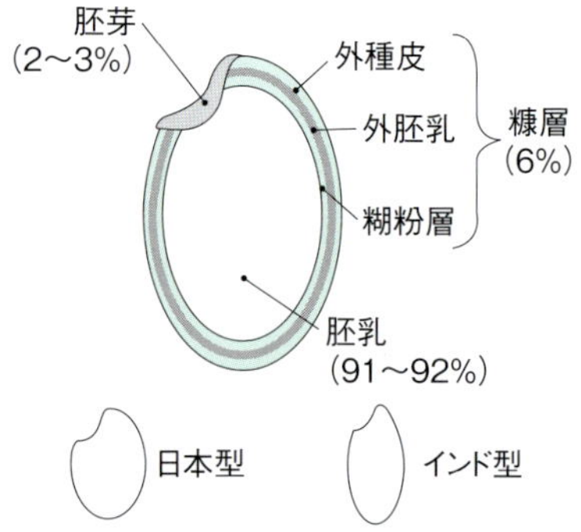

図5-1　米の種類と断面図

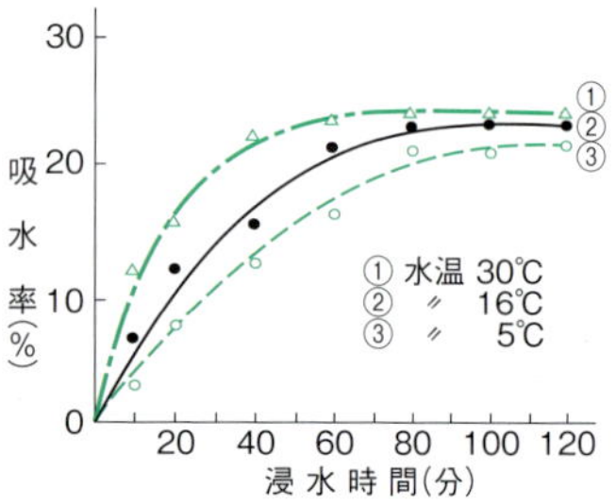

図5-2　浸水時間と吸水率

（出典：松元文子編著『新・調理学』光生館，1990，p.98）

〔実験条件〕

水温は5，20，30℃の３種類，時間は10，20，30，60，90，120分の６種類。

1. 米を洗ってから全体の重量を量る
2. これを18群に分ける（温度3条件，時間6条件で18群）
   ここでの1群の重量は，洗米直後の重量になる
3. それぞれの温度の水に米を浸漬し，かき混ぜる
4. 所定の時間ごとに水温を測定し温度変化をみる
   ざるにあげて水を切り，さらにふきんで押さえて水気をよく切る
   重量を量り，次式により吸水率を求める

$$吸水率(\%) = \frac{浸漬後の米の重量 - 水洗前の米の重量}{水洗前の米の重量} \times 100$$

水洗前の米の重量：10g

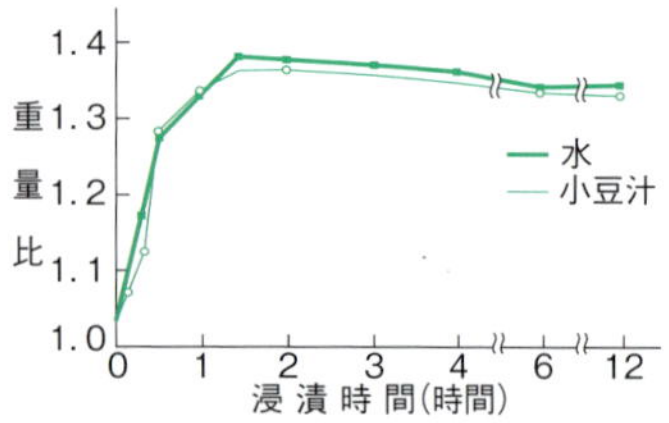

図5-3　もち米の浸漬による重量変化（水温15℃）

（出典：村田・下村・山崎『家政誌』31，239，1980）

2 調味料が炊飯に及ぼす影響

米は白飯で食べるほかに，調味料を加えた味つけ飯や，具を入れた炊き込み飯にすることができる。炊飯の途中で調味したり，具材を加えていくことは難しいので，先に入れておく。

目　的

● 味つけ飯では，調味料やその種類が米の吸水にどのように影響するか，またでき上がりの飯の食味に影響がないかをみる。

ワンポイントアドバイス

味つけ飯では炊き水に調味料が入ると米の吸水が悪くなるので，あらかじめ水だけで浸漬し，加熱前に調味するとよい。白飯に比べ焦げつきやすいので，火力を弱めにして炊く。

準備する試料

表5-1により準備する。

表5-1　配　合　表

材料（g）	A	B	C	D	E
米	50	50	50	50	50
水	75（米の1.5倍）	合計で125になる量	合計で125になる量	合計で125になる量	合計で125になる量
食　塩	―	0.8（水の約1％）	―	0.4（水の約0.5％）	0.4（水の約0.5％）
しょうゆ	―	―	3.8（水の約5％）	1.9（水の約2.5％）	1.9（水の約2.5％）
酒	―	―	―	―	3.8（水の約5％）
合　計	125	125	125	125	125

準備する器具

- □電子天秤
- □ビーカー（300mL）
- □メスシリンダー（100mL）
- □ガラス棒
- □ざる
- □ボウル
- □炊飯器
- □一般調理器具

❶ ビーカーに米50gと水100mLを加え，15秒間ガラス棒でかき混ぜた後，ざるに上げて水を切る操作を3回繰り返して，洗米する

↓

❷ 洗米直後の重量を量る

↓

❸ 試料を調製し，30分間放置する

↓

❹ ざるに上げて浸水液を切り，米の重量を測定してから，再びその液とともにビーカーに戻す

↓

❺ 吸水率を計算する

↓

❻ 炊飯器にビーカーを並べ，水200mLを入れて炊飯する
炊き上がったら10分間蒸らす

↓

❼ 色・香り・味・かたさ・粘りなどを，分析型あるいは嗜好型官能評価の評点法（pp. 30～32）または順位法（p. 20，pp. 28～29）で評価する。
機器測定により，テクスチャーや色を測定する

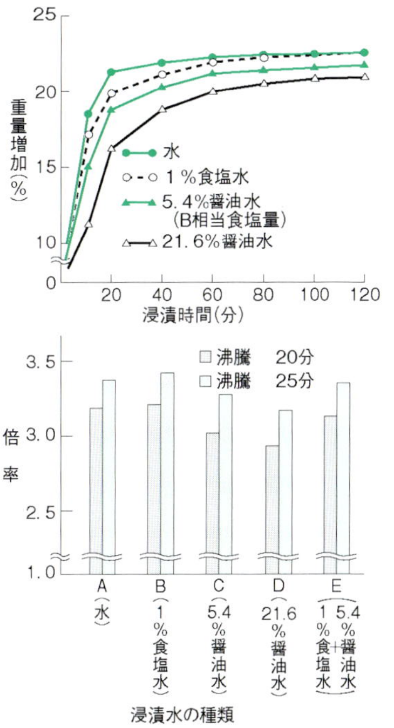

図5-4　浸漬水が米の重量増加に及ぼす影響（水温22～26℃）

（出典：松元文子ほか『家政誌』18，158，1967）

課　題

（1）炊飯直前に調味した味つけ飯と食味を比較してみよう。

（2）ピラフのように油脂で炒めた場合は，飯にどのような影響を与えるか考えてみよう。

3 強飯における振り水の影響

もち米はうるち米に比べると，加水量は少なくても浸水中の吸水量が多く炊きにくい。そこで，一般に蒸す方法をとっている。この場合，もち米は十分に吸水させるが，この水分だけでは足りないため，蒸している途中で振り水で補い，蒸し上がりをよくしている。赤飯をつくるときには，あずきを煮た汁を振り水として使い，米に赤い色をつける。

目　的

- 振り水に食紅の水溶液を用い，吸水の様子を観察する。
- 振り水の回数ができ上がりにどう影響するかをみる。

準備する試料

□もち米 300g　□食紅水溶液

準備する器具

□電子天秤　□ビーカー（300mL）　□メスシリンダー（100mL）　□ガラス棒
□ざる　□ボウル　□ふきん　□蒸し器
□一般調理器具

〔実験条件〕

浸漬時間は30分と120分の２種類，振り水はなし，10分ごとに４回，20分ごとに２回の３種類。

1. ビーカーに米 50g と水 100mL を加え，15秒間ガラス棒でかき混ぜた後，ざるに上げて水を切る操作を３回繰り返して，洗米する
↓
2. 洗米直後の重量を量る
↓
3. ①に食紅水溶液 100mL を加え，かき混ぜた後30分間または120分間放置する
↓
4. ざるに上げて浸水液を切り米の重量を測定し，着色の程度もみる
↓
5. 蒸気が出ている蒸し器にふきんで包んだ試料を並べ，強火で50分間蒸す
↓
6. 途中振り水をする場合はふきんごと米をとり出し，ざるの上に広げて食紅水溶液 50mLを全体に均一にふりかけ，米の上下を返しながら包むその都度，米の着色の程度を観察しておく
↓
7. 蒸し上がったら，重量を量る
でき上がりの色・つや・かたさ・粘りなどを，分析型あるいは嗜好型官能評価の評点法（pp. 30～32），または順位法（p. 20，pp. 28～29）で評価する
機器測定により，テクスチャーや色を測定する

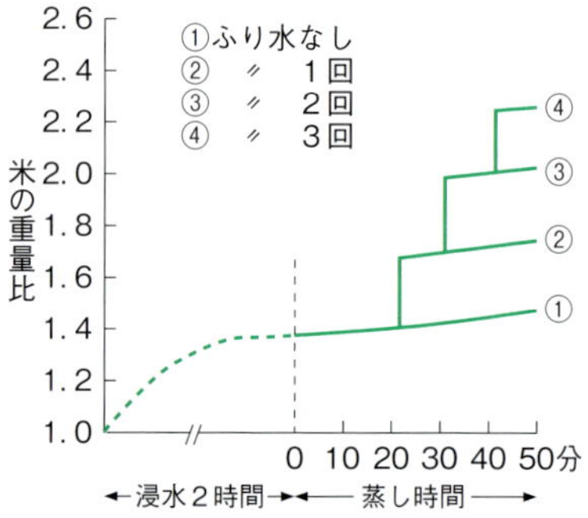

図5-5　振り水による蒸しもち米の重量変化（水温19～20℃）
（出典：松元文子ほか『四訂 調理実験』柴田書店，1997，p. 17）

ワンポイントアドバイス

強飯（こわめし）：通常，赤飯をさすが，もち米を使って蒸した米飯類を「おこわ」と呼ぶ。程よいかたさは，水分約50%，米の重量の 1.6 ～ 1.9 倍である。蒸す以外に，うるち米と混ぜて炊きおこわにする，湯炊きにする等の方法がある。

課　題

（1）ほかの調理法による強飯とでき上がりの状態を比較してみよう。
（2）電子レンジ加熱による方法も研究してみよう。

米の種類

米には，うるち米（粳米）ともち米（糯米）がある。うるち米は半透明であるが，もち米は不透明で乳白色をしている。うるち米は日本型（ジャポニカ）とインド型（インディカ）に分けられ，前者は短粒で粘りがあり，後者は長粒で粘りがないのが特徴である。

うるち米のでん粉はアミロースとアミロペクチンからなる。アミロースはグルコースが α-1, 4結合で直鎖状になったもので，アミロペクチンは α-1, 4結合の直鎖から α-1, 6結合で枝分かれしたものよりなっている。そのため，アミロペクチンのみからなるもち米は，うるち米に比べて吸水・膨潤しやすく，飯の粘りも強い。

炊飯の要領

おいしい飯は水分が約65％で，米の重量の 2.2 ～ 2.4 倍である。そのための炊飯の要領には，洗米，加水（水加減），浸漬，加熱（火加減），消火後の処理（蒸らし）があげられる。

1．洗　　米：米の10～15％の水が付着・吸水する。

2．加　　水：米の重量の 1.5 倍，容量の 1.2 倍が標準である。ただし，新米は含水量が多いので容量の1.1倍，古米や胚芽精米は 1.3 倍位にする。

3．浸　　漬：米への吸水速度は，水温が高いほど速いが，20℃では飽和状態に達するまで約２時間かかる。しかし，30 分位で飽和状態の約70～80％は吸水するので，最低 30 分は浸漬する必要がある。うるち米の飽和吸水率は20～25％で，もち米の30～40％より低い。また，これは浸漬液により異なり，調味料を添加すると低下する（特に醤油が著しい）。したがって，炊飯の直前に添加したほうがよい。

4．加　　熱：温度上昇期；５～ 10 分位かけて，98～100℃に上昇させる（60～65℃で糊化開始，その後さらに水分を吸収して膨潤する）。

沸　騰　期；中火で５分位（吸水・糊化が進む）。

蒸 し 煮 期；弱火で 15 分位。でん粉を完全に糊化するには，沸騰期と合わせて98℃以上を20 分保持する必要がある。

5．　消火後の処理：10 ～ 15 分位蒸らす（完全な吸水。鍋肌から飯を離れやすくする）。

ガスによる炊飯を示したものが図５－６である。

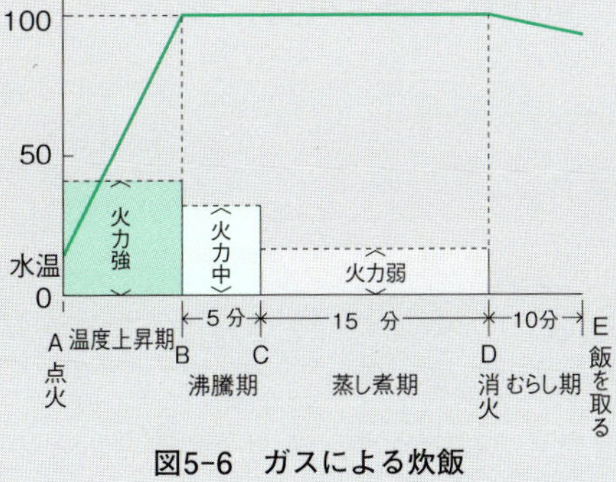

図5-6　ガスによる炊飯

（出典：山崎清子ほか『調理と理論』同文書院，1995，p. 38）

4 米粉の種類とこね回数が団子の性状に及ぼす影響

米粉には，うるち米からつくる上新粉ともち米からつくる白玉粉がある。これらは，水分を加えこねてから加熱し，でん粉を糊化させて利用する。

✳目　的

●団子の生地をつくるときに使用する米粉の種類や水温，また，蒸し上がり後のこね回数が団子の性状にどのように影響するかをみる。

準備する試料

表５－２により準備する。

表5-2　配　合　表

材料（g）	A	B	C
上新粉	50	50	──
白玉粉	──	──	50
熱湯（80℃）	50	──	──
水	──	50	50

準備する器具

□電子天秤　□メスシリンダー（100mL）
□100℃温度計　□ボウル
□蒸し器　□木綿糸
□一般調理器具

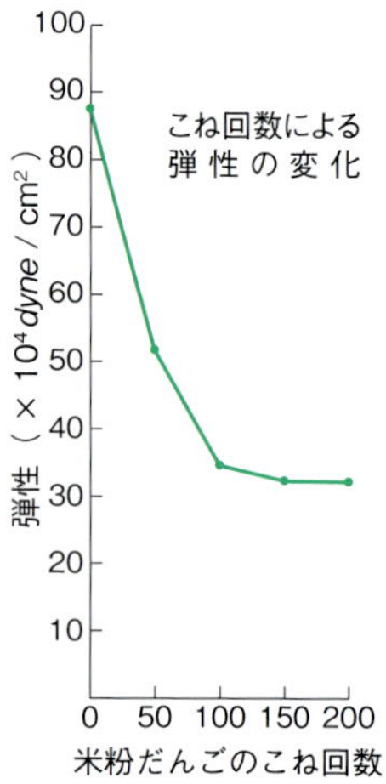

図5-7　カードメーターを用いた弾性測定結果

（出典：松元文子ほか『四訂 調理実験』柴田書店，1997，p. 23）

〔実験条件〕

こね回数０，50，100，150回の４種類。

❶ ボールに試料を入れ，かき混ぜたら一まとめにする
この生地の重量と中心部の温度を測り，状態も観察する

↓

❷ 蒸気の出ている蒸し器に入れ，強火で15分間蒸す

↓

❸ 蒸し上がりの生地の重量と温度を測定し，状態も観察する
これを４等分し，それぞれの回数だけこねる

↓

❹ 外観，内面（図５－８のように，糸切り団子の要領で切る），食味などを評価する

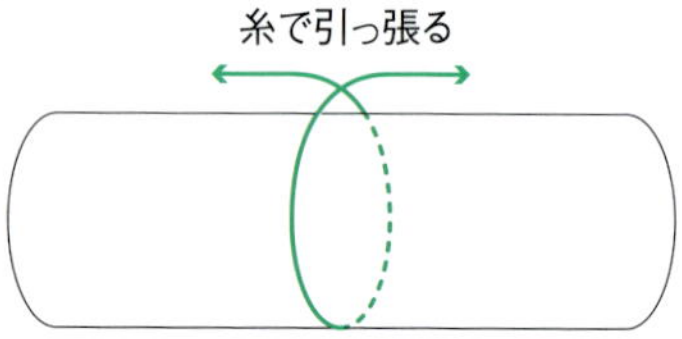

図5-8　生地の切り方

課　題

（１）加える湯の温度を40～60℃ぐらいに下げたときはどうなるかみてみよう。
（２）こね回数をさらに増やすとどうなるか考えてみよう。
（３）上新粉と白玉粉を配合したときはどうか，またその割合はどの程度がよいかみてみよう。
（４）白玉粉に湯を加えたらどうなるか考えてみよう。
（５）上新粉に水を加えた場合と湯を加えた場合のまとまり具合はどう違うかみてみよう。

5 新粉団子の副材料が製品に及ぼす影響

新粉団子をつくるときは，上新粉と水分だけでなく，味やかたさを変えるために，さまざまな副材料を用いることが多い。

✳目　的

●新粉団子の生地に加える副材料の種類が，でき上がった団子の物性や食味にどのように影響するかをみる。

準備する試料

表5-3により準備する。

表5-3　配　合　表

材料（g）	A	B	C	D
上新粉	30	24	24	24
白玉粉	──	6	──	──
片栗粉	──	──	6	──
砂　糖	──	──	──	6
熱湯（80℃）	30	30	30	30

準備する器具

□電子天秤　□メスシリンダー（100mL）
□100℃温度計　□ボウル
□蒸し器　□木綿糸
□一般調理器具

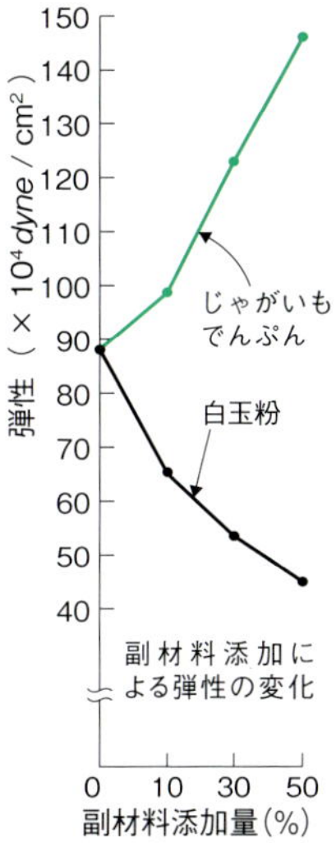

図5-9　カードメーターを用いた弾性測定結果

（出典：松元文子ほか『四訂 調理実験』柴田書店，1997，p. 23）

❶ ボウルに粉類を先に入れて混ぜてから，熱湯を加えてかき混ぜる
一まとめにした生地の重量と中心部の温度を測る
加熱前の生地の状態を観察する

↓

❷ 蒸気の出ている蒸し器に入れ，強火で15分間蒸す

↓

❸ 蒸し上がりの生地の重量と温度を測定する
加熱後の生地の状態も観察する

↓

❹ さらに100回ずつこねる
外観，内面（糸で切る），食味などを評価する

ワンポイントアドバイス

米粉の種類は次の2つに大別される。
[原料米を生のまま製粉]
- ●うるち米
  上新粉，上用粉
- ●もち米
  白玉粉，求肥粉

[一度糊化させてから製粉]
- ●うるち米
  早並粉，粳上南粉
- ●もち米
  みじん粉，道明寺粉

課　題

（1）副材料の配合割合を変えたらどうなるか，みてみよう。
（2）副材料を組み合わせた場合はどうか，みてみよう。
　　上新粉と白玉粉・砂糖
　　上新粉と片栗粉・砂糖
（3）熱湯の代わりに水にしたらどうか，みてみよう。

2. 小麦粉の実験

世界で最も広く栽培されている小麦はイネ科の食物で，これを挽いてつくったものが小麦粉である。小麦粉の主成分はでん粉であるが，たんぱく質は米より多く含まれている。主な小麦粉には，たんぱく質含有量の多い硬質小麦から得られる「強力粉」，含有量の少ない軟質小麦から得られる「薄力粉」，中間の性質の「中力粉」がある。小麦粉の調理には，水を加えて混ぜたりこねたりすることが多いが，このことにより形成されるのが，植物性たんぱく質の一種である「グルテン」である。これは，ほかの穀物とは異なる小麦粉固有の特性を示し，グルテン量により生地の性状が異なるため，それぞれの目的・用途に応じた粉が使用されている。

1 小麦粉の種類によるグルテンの採取

小麦粉に加水したとき，流動性のある状態を「バッター」，粘弾性のある塊を「ドウ」という。このドウをねかせてから，でん粉を洗い流すとグルテンをとることができる。

✳目　的

- 小麦粉からグルテンを採取してみる。
- 小麦粉の種類によって採取できる量が違うことを観察する。

準備する試料

□薄力粉 20g　□中力粉 20g　□強力粉 20g　□水

準備する器具

□電子天秤　□メスシリンダー（50mL）　□ピペット　□ボウル　□ふきん
□薬包紙　□オーブン　□一般調理器具

❶ 小麦粉の色や手ざわりを比較する

↓

❷ ボウルに小麦粉を入れ，その半量の水を用意する
手につかなくなる程度にまとめ，実際の水の使用量を記録する

↓

❸ ぬれふきんをかけ，30分間ねかせる

↓

❹ ボウルに水を入れ，静かにでん粉を洗い流す
水を替えて，白い液が出なくなるまでこれを繰り返す

↓

❺ 粘弾性のあるガム状の塊をまとめ，できるだけ水分を切る
薬包紙にこれをのせ，重量を量る（湿麩量）

↓

❻ これを180℃のオーブンで約20分間焼く
（大きく膨らんだら，こがさないように注意して焼き，十分乾燥させる）
再び重量を量る（乾麩量）

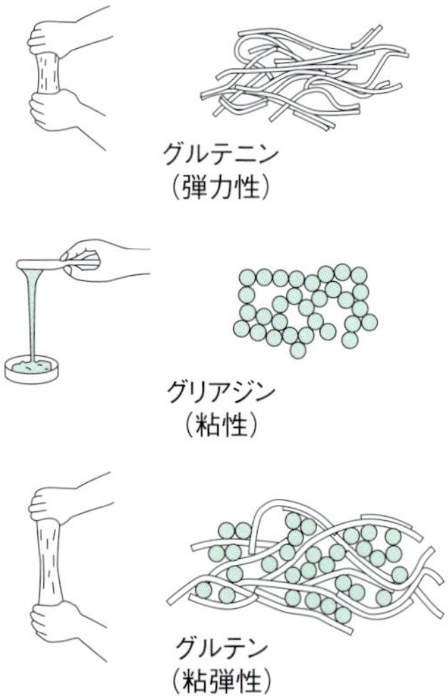

図5-10　グルテンの成分の性質と網目構造模式図

2 ドウの性状と調製条件がゆで麺に及ぼす影響

小麦粉に50～60%の水を加えてドウをつくるとき，その性質に影響を与える因子には，粉の種類のほかに水の加え方やこね具合がある。また，添加する副材料によってもでき上がりの状態が変わる。

目　的

- 小麦粉に加水した後のこね方による，ドウのかたさや伸展性，弾力性などの変化をみる。
- 麺にしてゆでたとき，外観や食味にどのような影響があるかをみる。

準備する試料

表5－4により準備する。

表5-4　配　合　表

材料（g）	A	B	C
薄力粉	50	50	50
食　塩	――	1.5	1.5
重　曹	――	――	1.5
水	25	25	25

準備する器具

- □電子天秤　□メスシリンダー（50mL）　□定規
- □ボウル　□ふきん　□包丁
- □鍋　□一般調理器具

❶ ボウルに粉類を先に入れて混ぜてから，水を少しずつ加えていく
↓
❷ ざっとこねた後，生地のかたさや伸びの状態をみる
↓
❸ ②を50回こねてから生地を観察する
↓
❹ ③を30分間ぬれふきんをかけてねかせた後，生地を観察する
↓
❺ ④を再びまとめてさらに50回こねた後，生地を観察する
↓
❻ ⑤をまとめて伸ばし，細く切ってからゆでる
ゆで上がりの外観や食味を評価する
↓
❼ ③④⑤については，次式により弾力性と伸展性を求める

$$\text{弾力性}(\%) = \frac{\text{生地の縮んだ長さ（伸ばしたとき － 縮んだとき）}}{\text{生地を伸ばしたときの長さ（10cm）}} \times 100$$

$$\text{伸展性}(\%) = \frac{\text{生地を伸ばして切れたときの全長}}{\text{生地の元の長さ（5cm）}} \times 100$$

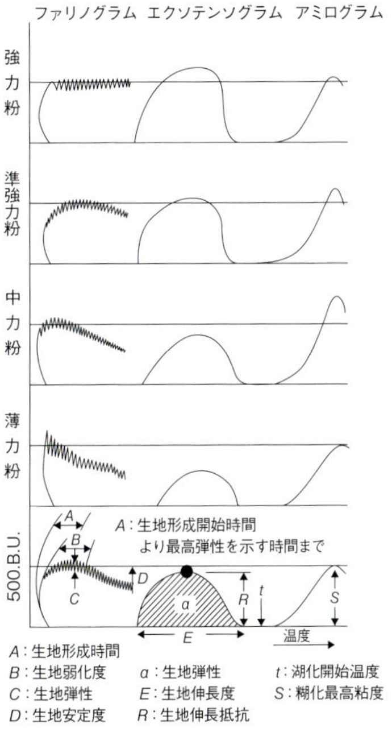

図5-11　小麦粉の物理的性状

（出典：楼井芳人監修『洋菓子製造の基礎』光琳書院，1979，pp. 77～78）

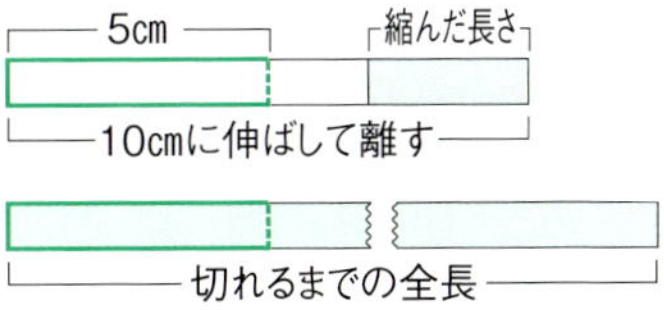

図5-12　生地の観察方法

課　題

（1）小麦粉の種類を変えたらどうなるか，みてみよう。
（2）水を一度に加えた場合の生地の状態を比較してみよう。

3 材料の配合割合がクッキーの性状に及ぼす影響

クッキーの主材料は小麦粉で，これに砂糖・油脂・卵・牛乳などの副材料を加えて調製する。この生地を，伸ばして型で抜いたり，絞り出したものをオーブンで焼いてつくる。

目　的

- 小麦粉に加える副材料が，クッキーの生地にどのように影響するかをみる。
- 副材料が，クッキーのかたさや歯もろさなどの物性や，食味や口どけなどにどのような影響を及ぼすかをみる。

準備する試料

表５-５により準備する。

表5-5　配　合　表

材料（g）	A	B	C	D	E
薄力粉	30	30	30	30	30
バター	9	9	——	9	——
砂　糖	9	9	9	——	——
卵	7	——	9	——	——
水	0	?	?	?	?

（B～Eの水の「？」は換水値による計算量を実際の使用量の参考にする。）

準備する器具

□電子天秤　□メスシリンダー（50mL）
□ピペット　□定規
□めん棒　□クッキー型
□ボウル　□フォーク
□オーブン　□オーブンシート
□アルミホイル　□ラップフィルム
□一般調理器具

ワンポイントアドバイス
クリーミング性：固形脂をかき混ぜたとき，空気を抱き込む性質。軽い口ざわりになる。

1. Aの生地をつくる（バターをクリーミングし，砂糖を入れて白く滑らかにし，卵を混ぜてから，粉を加えてまとめる）
↓
2. B～Eの試料はAのつくり方に準じる
Aと同様の生地のかたさになるように水で調節し，量を記録する
↓
3. それぞれをラップフィルムに包み30分間ねかせる
↓
4. 麺棒で5mm厚さに伸ばし，2枚型抜きし1枚はそのまま，1枚はフォークで穴を開け，それぞれ生地の大きさを測っておく
硬度測定用に5mm角を5個，残りは官能評価用に適当に成型する
↓
5. 170℃のオーブンで焼くが，硬度計用は小さいため，アルミホイルでつくったケースに入れ，天板の手前に置き，早目に出す
↓
6. 焼き上がり後の大きさや厚さを測る
硬度計（p.124参照）は冷めてから測定し，5個の平均をとる
分析型あるいは嗜好型の官能評価では，かたさ・歯もろさ・甘さ・風味などを評価する

ワンポイントアドバイス
ビスケットとクッキー：ビスケットとは，「2度焼いたパン」という意味。材料は，ほとんどクッキーと同じであるが，クッキーのほうが，バターなどの脂肪分が多い。

ワンポイントアドバイス
ショートニング性：もろく，砕けやすい性質。歯もろさ（ショートネス）。

課　題

（1）ほかの配合で調製したクッキーはどうなるか，みてみよう。
薄力粉とバター・卵，薄力粉と砂糖，薄力粉と卵
（2）水の代わりに牛乳にしたらどうか，考えてみよう。

副材料の換水値

小麦粉で生地をつくるときは，実際には水だけでなく，さまざまな副材料を添加する場合が多い。その主なものに，食塩・砂糖・卵・バター・牛乳などがある。このうちの食塩は，水分が0.1％なのでほとんど影響はないが，ほかはある程度水として作用するので，添加物の種類や量に応じて，水量を加減しなければならない。そこで，以下の表に示すような「換水値」により，調節する方法がとられる。

表5-6　各種添加材料の水 100 に対する換水値

材　料	水　分（％）*	換水値（％）（品温20℃）	換水値（％）（品温30℃）	備　考
水	100.0	100	100	
牛　乳	87.4	90	90	
鶏　卵	75.0	83～85	80	
バター（有塩）	16.2	80	70	融点による
砂糖（上白糖）	0.7	33～40	30～40	

*　水分は日本食品標準成分表2020年版（八訂）による。

次にそれぞれの副材料を添加したときの特徴を示す。

- 食　　塩：塩味を与えるだけでなく，グリアジンの粘性を増し，グルテンの網目構造を緻密にする作用があるので，生地を引き締めてドウの腰を強くする。
- 砂　　糖：甘味を与えるが，親水性があるので，水と結合してグルテン形成を妨げる。したがって，ドウの粘弾性は減少するが，伸展性と安定性は増加する傾向がある。また，製品の歯もろさや食感はよくなる。
- 油　　脂：油脂は粉のたんぱく質と水の接触を妨げるのでグルテン形成を阻害する。しかし，グルテン膜とでん粉の接触面にそって伸びるので，グルテンの網目構造を拡大するのを助けることになり，伸展性や弾力性はよくなる。ドウは滑らかになり，製品に歯もろさを与える。
- 卵・牛乳：両者とも水分が多いので，水と同様の働きをし，含有する脂肪により，ドウを滑らかにする。さらに，コロイド性をもっているので，ドウに安定性を与え，膨化性も増す。

製菓材料の機能

クッキーのような菓子をつくるときに使う製菓材料を機能別にみると，次のように分類される。

- かたくする材料（タフナー）：小麦粉（グルテンのまわりをでん粉がとり巻くため）
  卵白（中のたんぱく質が凝固するため）
  牛乳の固形分（たんぱく質のほか，カルシウムなどの無機質が含まれているため）
  ココア（たんぱく質，でん粉，無機質，繊維質などの成分のため）
- やわらかくする材料（ソフトナー）：砂糖（保水性によりでん粉ゲルをやわらかくするため）
  油脂（グルテンと結合して複合体をつくり弱めるため）
  卵黄（中の脂肪がグルテン形成を弱めるため）
  チョコレート（ココアバターが体温で溶けるほどやわらかいため）
- 風味を与える材料：砂糖，卵黄，牛乳，洋酒，香料など

おいしい菓子をつくるには，材料の配合割合が影響する。タフナーを減らし，ソフトナーや風味の材料を増やすことがおいしさに関係すると言われるが，まず，基準となる小麦粉のたんぱく質や灰分の含有量をみることが必要である。

4 膨化剤の種類が蒸しパンの性状に及ぼす影響

生地の中には気体が包含され，グルテン膜の気泡ができる。これらの気体は，加熱されて膨張するときに内部の圧力によって気泡が膨張する。薄く伸びたグルテン膜は，熱によって凝固し，吸水したでん粉は糊化して形の崩れないかたさを与え，細かいスポンジ状の組織をつくる。「膨化」とは，創出した泡を貯えて容積を増加させることである。

目　的

- 膨化調理を行う際に，化学膨化剤の種類が蒸しパンの性状にどのような影響を与えるかをみる。
- 生地の扱い方が製品にどのような影響を及ぼすかをみる。

準備する試料

表5－7により準備する。

表5-7　配　合　表

材料（g）	A	B	C	D	E	F
薄力粉	50	50	50	50	50	50
水	50	50	41.5	50	50	50
重　曹	——	0.5	0.5	0.5	0.5	——
酸性剤	——	——	酢 8.5	酒石酸 0.5	ミョウバン 0.5	——
B・P	——	——	——	——	——	1.5

☞「重曹」とは，炭酸水素ナトリウムのことである。
「B・P」はベーキングパウダーの略で膨らし粉のことである。

準備する器具

- □電子天秤
- □ビーカー（100mL）
- □メスシリンダー（100mL）
- □定規
- □ボウル
- □蒸し器
- □包丁
- □一般調理器具

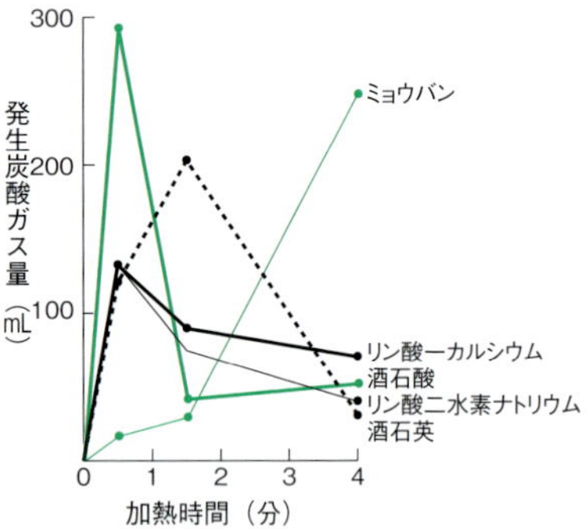

図5-13　ふくらし粉の二酸化炭素の発生状態

（出典：板橋ほか『家政学雑誌』13，4，1962）

1. 試料を調製する（B～Eの重曹とFのB・Pは粉に混ぜ，C～Eの酸性剤は水のほうに混ぜる）
↓
2. 内側に薄くバターを塗ったビーカーを2個用意し，生地を2等分して入れる（このときの生地の高さを測定しておく）
↓
3. 蒸気の出た蒸し器に1個はすぐに入れて20分間蒸す
残りの1個は30分後に同様に蒸す
↓
4. 蒸し上がったものの高さを測定してから，外観を観察する
縦半分に切り，内相を観察後，試料が冷めたら色差計で測定する
↓
5. 色や味・香りなどの食味の官能評価も行う
生地の調製直後と30分間放置後の膨化の状態などを比較する

ワンポイントアドバイス

その他の酸性剤：アンモニウム塩は加熱により気化し，アンモニアと二酸化炭素の２つの気体を生じ，効果的だが，臭いなどが残る。

課　題

（1）蒸すときの火加減や時間を変えた場合はどうか考えてみよう。
（2）ほかの酸性剤でも試してみよう。

小麦粉の膨化調理

小麦粉の膨化調理には，次のような方法がある。

1．気泡による膨化：卵白を泡立てたとき，やまのいもをすりおろしたとき，バターをクリーミングしたときなどに出る気泡を小麦粉と混ぜて加熱し，スポンジ状に膨化させる（スポンジケーキ，かるかんなど）。
2．蒸気圧による膨化：生地に含まれている水分が高温で加熱されることにより蒸発したときの蒸気圧によって膨化する。パイのバターがグルテン膜と形成している薄い層が浮きあがったり，第1加熱で糊化したシュー生地が，第2加熱により薄皮が伸展・膨化して空洞ができることである。
3．イースト（パン酵母）による膨化：イーストを発酵させることにより発生する二酸化炭素で生地を膨化させる。イーストから出る二酸化炭素は量が多く，膨圧が高くなるので，グルテン形成のよい強力粉を用いる（パン，ピザ，中華饅頭，餃子の皮など）。
4．化学膨化剤による膨化：化学膨化剤により発生したガスが生地を膨化させる。ガス発生基剤として重曹，ガス発生促進剤として酸性剤が使われる。重曹（アルカリ性）と酸性剤が直接ふれて反応を起こさないように，緩和剤としてでん粉（コーンスターチが多い）を加えたものがベーキングパウダー（B・P）である（まんじゅう，蒸しパン，ホットケーキ，マフィン，クッキー，ドーナッツなど）。

以下に化学膨化剤によるガスの発生する化学反応式を示す。

①重曹

$$2NaHCO_3 \xrightarrow[\text{水}]{\text{加熱}} Na_2CO_3 + H_2O + CO_2$$

②重曹と酢

$$NaHCO_3 + CH_3COOH \xrightarrow[\text{水}]{} CH_3COONa + H_2O + CO_2$$

③重曹と酒石酸

$$2NaHCO_3 + \begin{matrix} CHOH \cdot COOH \\ | \\ CHOH \cdot COOH \end{matrix} \xrightarrow[\text{水}]{} \begin{matrix} CHOH \cdot COONa \\ | \\ CHOH \cdot COONa \end{matrix} + 2H_2O + 2CO_2$$

④重曹とミョウバン

$$6NaHCO_3 + Al_2(SO_4)_3K_2SO_4 \xrightarrow[\text{水}]{} 2Al(OH)_3 + K_2SO_4 + 3Na_2SO_4 + 6CO_2$$

上記のように，重曹は単独で用いても，水を加えて加熱すれば二酸化炭素が発生する。しかし，生地の中にアルカリ性（炭酸ナトリウム）の臭いや味が残り，小麦粉のフラボン系色素を黄色化させるので，製品の品質は落ちる。B・Pはそれらが中和されるので，品質評価が高い。

B・Pのかわりに重曹を用いるときは，加える水の一部を食酢にすることもできる。この場合，酸度（酢酸）4.2%の食酢は，重曹 1g に対して 17mL を要する。

酒石酸は，低温で溶けて重曹と反応し，常温で二酸化炭素を発生する速効性のタイプで，ミョウバンは，常温での反応は遅く，加熱により発生が盛んになる遅効性の酸性剤である。両方の酸性剤を組み合わせたものは，中間性である。

参考に市販のB・Pの表示成分をあげる。

炭酸水素ナトリウム25%，焼きミョウバン25%，第一リン酸カルシウム15%，
グリセリン脂肪酸エステル１%，d-酒石酸水素カリウム0.5%，でん粉33.5%

5 ルーの加熱温度とソースの調製法が性状に及ぼす影響

小麦粉で濃度（とろみ）をつける際，簡単なので生で用いることがあるが，粉の臭みが出てしまう。小麦粉を煎って加熱する場合は，保存性はあるが味はあまりよくない。そこで，小麦粉を油脂で炒めて使用することが多い。

目　的

- 小麦粉と油脂を炒めた「ルー（炒め粉）」が加熱温度によりどのように変化するかをみる。
- ルーにスープを入れてソースをつくったとき，性状にどう影響するかをみる。

準備する試料

□バター 60g　□薄力粉 60g　□スープ（固形を溶いたもの）1,440mL

準備する器具

□電子天秤　□200℃温度計
□ビーカー（100mL）　□メスピペット（10mL）
□ストップウォッチ　□片手鍋
□一般調理器具

〔実験条件〕

ブールマニエ（粉とバターの両方を生のままで混合したもの），非加熱（溶かしバターに粉を混合したもの），120℃加熱，170℃加熱の4種類。

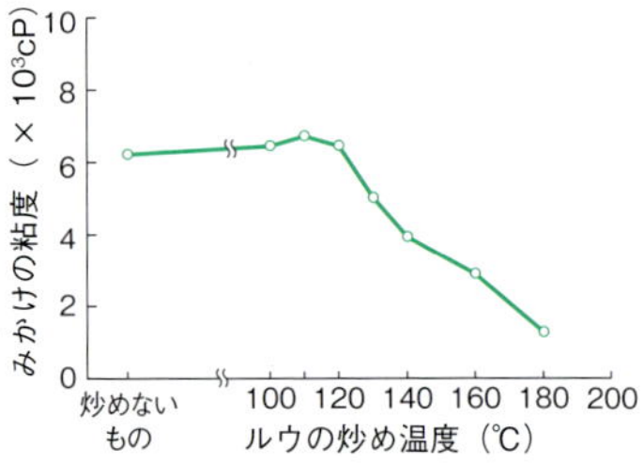

BL型回転粘度計による測定。撹拌速度60rpm。

図5-14　ルーの炒め温度によるホワイトソースの粘度変化

（出典：大澤・中浜『家政誌』24，359，1973）

1. バター 15g，小麦粉 15g，スープ 360mL をそれぞれ4群ずつ量る
2. 実験条件にそって，試料を調製する
   120℃，170℃加熱は炒めた時間も測定しておく
3. でき上がりの色・香り・粘りなどを観察する
4. それぞれに，80℃のスープ 360mL を入れる
   これが 300mL になるまで煮詰めて，ソースをつくる
5. でき上がりの色・香り・味・口ざわりなどを観察する
6. 水および試料を50℃にし，メスピペットで 10mL 吸い上げる
   5mL が落下する時間をみて，次式により粘度を測定する（試料温度が低いときは，湯煎にかけて温めてから行う）

$$\text{みかけの相対粘度（絶対粘度）} = \frac{\text{試料の落下時間}}{\text{水の落下時間}} = \frac{t_2}{t_1}$$

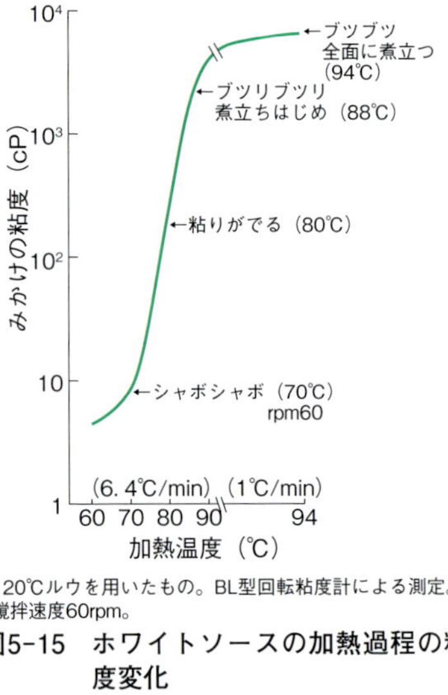

120℃ルウを用いたもの。BL型回転粘度計による測定。撹拌速度60rpm。

図5-15　ホワイトソースの加熱過程の粘度変化

（出典：大澤・中浜『家政誌』24，364，1973）

課　題

（1）加熱温度を変えた場合はどうなるか，みてみよう。
（2）スープの代わりに牛乳にしたらどうか，考えてみよう。

小麦粉の種類・主成分・調理例

小麦粉の種類をまとめると次のようになる。

種　類	粒　度	たんぱく質量（%）	グルテンの量と性質	適しているもの
薄 力 粉	細かい，粉状質	7.0～ 8.5	少ない（20%位） 軟弱	ケーキ，菓子，天ぷらの衣など
中 力 粉	強力粉と薄力粉の中間，やや細かい	8.5～10.5	中間（25%位） 軟	うどん，めん，フランスパンなど
準強力粉	強力粉と中力粉の中間，やや粗い	10.5～11.5	多い やや強	菓子パン，ロールパン，中華めんなど
強 力 粉	粗い	11.5～13.5	非常に多い（40%位） 強靱	食パン，ハードロール，麩（生・焼き）など
デュラム粉（セモリナ）	きわめて粗い	11.5～12.5	多い 柔軟	マカロニ，スパゲッティなどのパスタ

上記のように品質特性で分類するほか，等級（品位特性）により分けられる。これは，ふすまの混入程度を示す灰分含量によるもので，特等粉・一等粉・二等粉・三等粉・末粉である。含量が多くなると，色が悪くなり，繊維質が増える。末粉は主に工業用に使用される。

次に，小麦粉の主成分である，でん粉とたんぱく質の性質の利用の仕方により分けると，およそ以下のようになる。

1．たんぱく質（グルテンの特性）を主に利用したもの
- 粘弾性，伸展性，可塑性を利用した，麺類・餃子・ワンタン・焼売の皮など
- スポンジ状組織をつくる性質を利用した，パン類・中華まんじゅうの皮など

2．でん粉を主に，たんぱく質（グルテンの特性）を副として利用したもの
- スポンジケーキ類，天ぷらの衣など
- スープ・ソースなど，汁に濃度をつける材料
- ひき肉・すり身など，まとめるためのつなぎ
- フライ・から揚げなど，吸水して膜をつくる

さらに，小麦粉と水の割合（重量比）から，それに適した調理の例をあげると次のようになる。

①1：0.5～0.6　麺類，餃子・焼売の皮，まんじゅうの皮，かりんとう，ビスケットなど
②1：1.0　蒸しパン，すいとん，ソフトドーナッツなど
③1：1.3～1.4　どら焼き，ホットケーキ，マフィン，カップケーキなど
④1：1.5～1.8　ワッフル，パウンドケーキ，桜餅，金つばの衣，天ぷらの衣など
⑤1：2.0～2.5　クレープ，スポンジケーキ，天ぷらの薄い衣，お好み焼きなど

①は手でまとめられる程度のかたさ（ドウ），③④⑤は形を保たず，流れる位のかたさ（バッター），②はその間のかたさで，手で丸められないが流れずに形を保つ状態（ペースト）である。

下図は，小麦粉：水がA・A'は1：0.5，B・B'は1：1.0，C・C'は1：1.5，D・D'は1：2.0で，A～Dはざっと混ぜた（こねた）もの，A'～D'はさらに混ぜた（こねた）ものである。

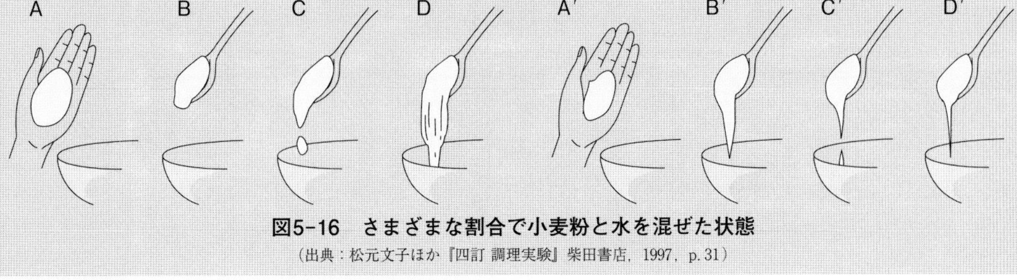

図5-16　さまざまな割合で小麦粉と水を混ぜた状態

（出典：松元文子ほか『四訂 調理実験』柴田書店，1997，p.31）

第6章　野菜・果実・いもの実験

1．野菜の実験

野菜は一般に水分含量が高く，美しい彩りや種々のテクスチャーなど嗜好特性が賞味されるとともにビタミン類，無機質を多く含む食品である。特に緑黄色野菜にはカロテンやクロロフィルが多く含まれている。本実験では，野菜の変色，食塩による放水など調理過程の変化に関する基本的な実験を行う。

目　的

- 野菜に含まれる色素は，調理操作によって化学反応を起し，その色調を変えることを理解する。
- 細胞膜は半透性をもつため，生野菜が細胞膜の浸透圧により吸水もしくは放水することを理解する。

準備する試料

□ほうれんそう 150g　□なす 100g　□きゅうり 250g　□酢酸
□塩化ナトリウム　□炭酸水素ナトリウム　□硫酸銅　□硫酸鉄
□ミョウバン

準備する器具

□ビーカー　□平皿　□ペトリ皿　□漏斗　□乳鉢　□乳棒　□一般調理器具

準備する装置

□ pH メーター（pH試験紙）　□測色色差計

基礎知識

クロロフィルの変化

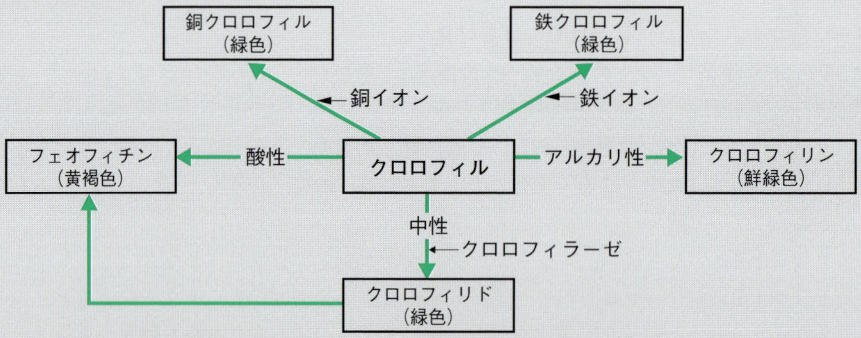

（出典：金谷昭子編『フローチャートによる調理科学実験・実習』医歯薬出版，1999，p. 65）

野菜細胞の原形質の分離

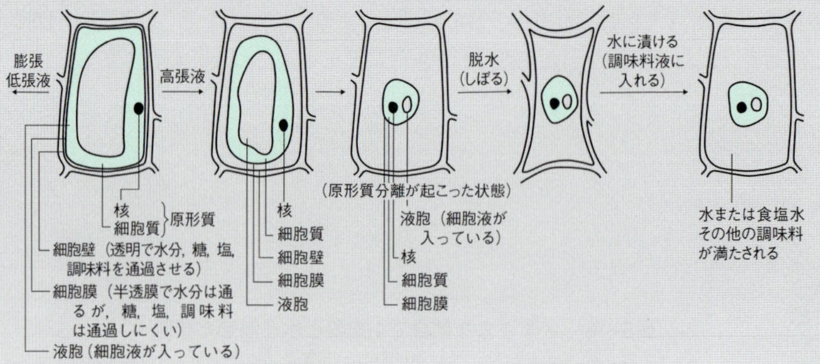

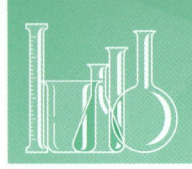

1 クロロフィルの加熱

❶ 洗浄後，水気を切ったほうれんそうは，葉のほうから長さ 7mm に切り 10g ずつ，6試験区用意する

☞葉および茎など部位が均一になるようによく混ぜる。

↓

❷ 水道水（A），水道水（B），0.5%炭酸水素ナトリウム（C），0.5%酢酸（D），0.1%塩化ナトリウム（E），0.01%硫酸銅（F）の各溶液 100mL ずつをビーカーに注入し，pH を測る

☞ビーカーに符号を明記する。
☞（B）のみふたをする。

↓

❸ 溶液を加熱し，沸騰し始めたらほうれんそうを投入し，2分 30 秒で上下を返し，5分間加熱する

☞（B）以外はふたは使用しないで加熱する。

↓

❹ 水を切った後 30 秒間水冷し，軽く絞り，平皿にとる

↓

❺ 各試料を磨砕し，5g ずつで測色する
変色の程度を試料Aと視覚上比較し測色する

2 アントシアニンの加熱

❶ なすの果皮をたてに薄くむき，幅 5mm に切り，1.5g ずつ6試験区用意する

☞なるべく果皮に果肉がつかないようにする。

↓

❷ 水道水（A），2%酢酸（B），0.3%炭酸水素ナトリウム（C），2%塩化ナトリウム（D），0.01%硫酸鉄（E），0.1%ミョウバン（F）の各溶液 100mL ずつをビーカーに注入し，pH を測る

☞ビーカーに符号を明記する。

↓

❸ 溶液を加熱し，沸騰後，なすの果皮を投入し5分間加熱する
果皮はペトリ皿，溶液はビーカーに戻す

☞ふたは用いないで加熱する。

↓

❹ 各果皮および溶液の色の変化および pH を測る

ワンポイントアドバイス

アントシアニンは果実や花の赤や青，紫を示す色素であるアントシアンのうち，アントシアニジンがアグリコンとして糖・糖鎖と結合した配糖体成分である。

3 野菜の下処理における食塩の役割

❶ きゅうりを薄切りし，30g ずつ6試験区用意する

☞部位による差を防ぐため，よく混ぜ30gに調製する。

↓

❷ 水道水（A），0.5%塩化ナトリウム（B），1%塩化ナトリウム（C），1.5%塩化ナトリウム（D），2%塩化ナトリウム（E），5%塩化ナトリウム（F）100mL ずつをビーカーに注入する

☞ビーカーに符号を明記する。

↓

❸ きゅうりを投入し，15分間後に試料をとり出す
各試料はふきんで軽く絞って計量し，ビーカーに移す
減量より放水量（%）を算出する

☞放水量（%）はきゅうりの重量に対して計算する。

課　題

（1）1の実験結果から青菜をゆでる要領をまとめてみよう。
（2）アントシアニン系色素の色調変化を利用した調理例をまとめてみよう。

2. 果実の実験

果実は，各種の糖，有機酸類など有しているが，特有の色や香りとともに歯切れなどの物理性も好まれる。また85～90%前後の水分を含むため生で賞味される。本実験では，果物の褐変，ペクチン含量について基礎実験を行う。

目　的

- 果物の酵素的褐変の抑制方法を理解する。
- 果物はペクチンを含み，有機酸，糖によりゲル化することを理解する。

準備する試料

□りんご2個　□レモン1個　□ぶどう 200 g　□砂糖　□食塩
□95%エタノール　□L-アスコルビン酸（ビタミンC）

準備する器具

□試験管　□ガーゼ　□おろし金　□温度計　□一般調理器具

準備する装置

□ pH メーター（pH 試験紙）　□糖度計

基礎知識

果実のペクチンアルコールテスト

ペクチン質にアルコールのような脱水剤を加えると，凝固を起こす性質を利用する。

A：全体がゼリー状になる。

B：ゼリー状のものが液中に浮遊する。

C：少量の沈殿がある。または，全く生じない。

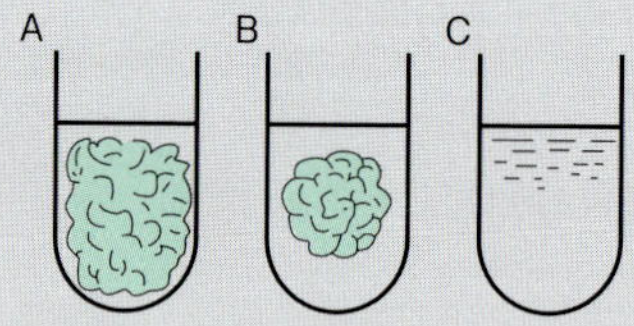

果実の褐変－酵素による褐変現象

果実類は，フェノール類やポリフェノールとそれらを酸化するポリフェノールオキシダーゼが含まれている。酵素が作用するとキノンが生成し，これが重合してメラニン様の黒や褐色の着色物質ができる。酵素反応は酸や食塩によって阻害され，Feイオンなどの金属イオンにより活性化される。

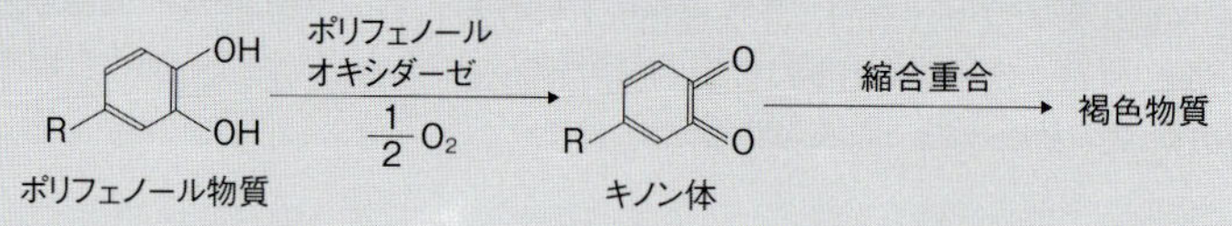

1 果実の褐変

❶ りんご 1/2 個の皮と芯をとり，3等分する

❷ 15 分間放置する ／ 15 分間水につける ／ 15 分間 1 %食塩水につける

❸ 色の変化を観察する

❹ 残りのりんご 1/2 個の皮と芯をとり，すり下ろしてガーゼでこし，3等分する

❺ 15 分間放置する ／ L-アスコルビン酸を添加し 15 分間放置する ／ レモン汁を添加し 15 分間放置する

❻ 色の変化を観察して，味をみる

☞L-アスコルビン酸を添加したらよく混ぜる。レモン汁は褐変がとれるまで添加する。

2 果実のペクチンとゲル化

❶ ぶどう 200g は果実をつぶし，りんご 1 個は薄切りにする

❷ それぞれに，果実と同量の水を加え加熱する

☞弱火で約 20 分間加熱する。

❸ ガーゼでこし，pH・糖度を測定する

❹ それぞれとれた果汁 5mL を試験管にとりアルコールを加えて観察する

❺ 残った果汁に同量の砂糖を加え加熱し 105℃まで煮詰め，そのときの pH・糖度を測定する

☞煮詰めるとき焦がさないこと。

❻ 10℃以下に放置しゲル化の状態を観察する

課　題

（1）果実の褐変防止法をまとめよう。
（2）果実をゼリーにするときの好ましい条件をまとめよう。

3．いもの実験

いも類には，じゃがいも，さといも，さつまいもなどがある。いも類はでん粉を多く含み，でん粉を糊化するために，加熱による調理操作がなされる。本実験では，じゃがいもを使って粉ふきいも・マッシュポテトについて基礎実験を行う。

目　的

- じゃがいもには粉質と粘質の２種類があり，それぞれ調理特性が異なることを理解する。
- でん粉糊化後の取り扱いによって，調理品の性状が異なることを理解する。

準備する試料

□じゃがいも（男爵５個，メークイン２個）　□食塩
□ヨウ素ヨウ化カリウム溶液
〔**調製法**〕第４章p. 58，第９章p. 103参照

準備する器具

□鍋　□裏ごし器　□温度計　□すり鉢　□木べら　□スライドガラス
□容器　□一般調理器具

準備する装置

□光学顕微鏡

基礎知識

じゃがいもの調理形態と調理例

調理形態	調理操作	調理例
組織のまま	丸のまま（皮つき／皮むき） ２～４つ切り 輪切り 拍子切り 角切り　など → 加熱する	ベイクドポテト ローストポテト 肉じゃが サラダ シチュー みそ汁 ポテトフライ
細胞単位	加熱する→マッシュ	マッシュポテト
	すりおろす	（ポタージュ／グラタン）
	揺り動かす	粉ふきいも
でん粉単位	生の状態→おろす	いもだんご いももち
	加熱する→つぶす（でん粉流出）	コロッケ いもだんご いももち

1 粉ふきいも

❶ じゃがいも（男爵2個，メークイン2個）の皮をむき，それぞれ直ちに水に浸す

☞褐変しないように注意する。

↓

❷ 水洗後，じゃがいもがかぶる程度にたっぷりの水を加えやわらかくなるまでゆで，ゆで汁を捨てる

☞加える水の量は，鍋の大きさに関係する。

↓

❸ 半量のじゃがいもは鍋に残す ／ 半量のじゃがいもは鍋から容器に移し10分間室温で放置する

↓

❹ 水分を蒸発させ，0.5%食塩を振り，ふたをして鍋を揺り動かし，粉をふかせる ／ 0.5%食塩を振り，ふたをして揺り動かし，粉をふかせる

☞鍋のじゃがいもは熱いうちに鍋のふちに打ちつける。

↓

❺ 表面の組織を少量ずつスライドガラスにとり，ヨウ素ヨウ化カリウム溶液を滴下し，顕微鏡で比較観察する

↓

❻ 食感・外観を比較する

2 マッシュポテト

❶ じゃがいも（男爵3個）で粉ふきいもをつくりA・B・Cに3等分する

↓

❷ Aは手早く裏ごしする ／ Bは10分～20分後裏ごしする ／ Cはすり鉢ですり，十分に粘りが出たら，約0.5%の塩味をつけ，もち状にする

↓

❸ 表面の組織を少量ずつスライドガラスにとり，ヨウ素ヨウ化カリウム溶液を滴下し，顕微鏡で比較観察する

☞Bは中心温度が室温になってから裏ごしする。

☞Cは中心温度が室温になってからすり鉢でする。

↓

❹ 食感・外観を比較する

課　題

（1）実験結果から，粉ふきいもやマッシュポテトの調理要領をまとめよう。

第7章　肉・魚介の実験

1．焼肉　プロテアーゼの効果

獣鳥肉の調理では，加熱調理が主要である。加熱すると肉は収縮・脱水し，肉質はかたくなる。これは，肉たんぱく質の熱変性による。肉のかたさは料理のおいしさを左右するので，肉をやわらかく仕上げることが加熱調理では重要である。

目　的

- プロテアーゼ（たんぱく質分解酵素）を含む食品で処理した肉は，噛み切りやすく，肉質がやわらかくなることを理解する。

準備する試料

□豚もも肉（5 mm 厚さ）100g × 4枚　□キウイフルーツ2個　□食酢

準備する器具

□皿　□ホットプレート（オーブン）　□ストップウォッチ　□電子天秤
□おろし金　□ガーゼ　□一般調理器具　□pHメーター

準備する装置

□物性測定機（レオメーターなど）

基礎知識

肉たんぱく質の性質

肉たんぱく質は，筋原線維たんぱく質・筋形質たんぱく質・肉基質たんぱく質からなる。

筋原線維たんぱく質は，収縮・凝固し，筋形質たんぱく質は豆腐状に凝固し，肉基質たんぱく質であるコラーゲンは，著しく収縮する性質をもつ。

このような性質から，肉は加熱すると，収縮し，かたくなる。

それを防ぐために，筋原線維たんぱく質やコラーゲンを分解する作用をもつプロテアーゼを含むパパイア，キウイフルーツ，パインアップルなどを副材料として加えることで，肉はやわらかくなる。

表7-1　肉たんぱく質の分類

	種　類	含まれているたんぱく質
筋線維	筋原線維たんぱく質	ミオシン・アクチン・トロポミオシンなど
	筋形質たんぱく質	ミオゲン・ミオグロビンなど
結合組織	肉基質たんぱく質	コラーゲン・エラスチンなど

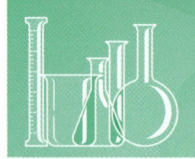

❶ キウイフルーツをすりおろし，ガーゼでこし，搾り汁を得る

❷ 50ｇを小鍋に入れ，沸騰させる 蒸発分を水で補正し50ｇにする ／ 残りは，そのまま置いておく

❸ pHを測り，同程度のpHの食酢溶液を調製する

❹ 肉をA・B・C・Dに4等分し，重量を測定する

❺ Aはそのまま置く ／ Bは肉重量の30％未加熱果汁を加え，室温で30分間置く ／ Cは肉重量の30％加熱果汁を加え，室温で30分間置く ／ Dは肉重量の30％食酢溶液を加え，室温で30分間置く

☞温度が高いほうが，酵素反応が速やかである。夏場など肉の衛生が懸念される場合には，冷蔵庫内で2時間程度置く。

❻ 肉表面の水気を軽くふきとり，180℃のホットプレートまたはオーブンで肉の中心温度が85℃になるまで加熱する

❼ 加熱後の重量を測定し，2等分する

❽ 官能評価（Aを基準として2点識別・嗜好試験法）をする ／ レオメーターなどの物性測定機で破断応力を測定する

☞2点識別・嗜好試験法pp. 24～25参照。

コラーゲンと調理

筋線維は骨格筋の基本単位であり，さらに集まって筋束となるが，これらは結合組織で束ねられている。結合組織の主なたんぱく質であるコラーゲンは不溶性で，構造的に横の引っ張りに強いように3本のコラーゲン分子が互いに水素結合して集まっている。コラーゲンが分解する温度は一般に肉で70℃付近であり，肉を加熱すると約65℃で収縮し，さらに加熱すると三本鎖がほどけ，分解してゼラチン化し，煮汁中に溶出する。これが煮凝りである。魚は結合組織が少なく，コラーゲンがゼラチン化する温度が低いので魚の煮つけでは煮凝りができやすく，また切り身では煮すぎるとやわらかく，くずれやすくなる。肉では鶏肉のほうが牛肉よりコラーゲンが少なく，架橋が少ないので煮凝りができやすい。

課　題

（1）キウイフルーツと同じように肉をやわらかくするプロテアーゼ活性が強い野菜や果実を調べてみよう。

（2）肉を酢・ワイン・油・香味野菜などの漬け汁に浸しておく（マリネする）と肉がやわらかくなる理由を考えてみよう。

2．ハンバーグステーキ　副材料の役割

ひき肉調理のミートボール・ハンバーグステーキ・ミートローフなどでは，ひき肉にパン粉やみじん切りたまねぎなどの副材料を加えることが多い。ひき肉に加える副材料はひき肉料理のおいしさを左右する。

✳目　的

- ハンバーグステーキに用いるたまねぎ，パン粉，卵がハンバーグステーキの品質にどのような影響を及ぼしているのかを理解する。

準備する試料

□牛ひき肉 200g　□たまねぎ 50g　□油 5mL　□パン粉 15g　□牛乳 15mL
□卵 20g　□食塩

準備する器具

□ボウル　□フライパン　□オーブン　□クッキングシート　□ノギス
□アルミホイル　□電子天秤　□角スパチュラ　□一般調理器具

基礎知識

ひき肉料理の副材料の効果

かたい肉や雑肉を細かく切断したひき肉は，筋組織が破壊されているので，そのまま加熱するとバラバラにくずれやすい。

ひき肉に食塩を加えてよくこねると，筋原線維たんぱく質のミオシンが溶解し，アクトミオシンを形成し，粘りのある肉ペーストになる。これを加熱すると，結着性があり，保水性の高いひき肉料理に仕上がる。

ひき肉料理に加えるたまねぎは，肉の臭味をマスキングする効果があり，甘味やうま味が料理に付加され，料理の風味を向上させる。

パン粉は，たまねぎと同様にひき肉の間に入り込み，加熱による肉の収縮を抑える。パン粉やたまねぎは，肉の増量材であり，多過ぎるとひき肉の結着性が弱まる。

卵は，ひき肉と副材料とのつなぎの役目を果たす。

❶ ひき肉を4等分（A・B・C・D）し，ボウルに入れる
↓
❷ たまねぎをみじん切りにし，油でよく炒めてから，3等分する
↓
❸ パン粉と牛乳を3等分し，それぞれのパン粉に牛乳を加えて均質に混ぜる
↓
❹ 卵を割り，卵液を均質にしてから，3等分する
↓
❺ 肉に食塩を加えて粘りが出るまでよく混ぜる
↓
❻ 表7－2の配合割合に従い，それぞれ副材料を加えて均質になるように混ぜる
↓
❼ それぞれを50gに成形し，180℃のオーブンで10分間加熱する
↓
❽ オーブンからとり出したハンバーグステーキの形状を観察する
↓
❾ それぞれのハンバーグステーキの重量を測定し，重量保持率を比較する
↓
❿ ハンバーグステーキの特性と好ましさについて官能評価（順位法）をする

☞ひき肉は，合びき肉を用いてもよい。

☞たまねぎは3等分してからそれぞれを炒めるのではなく，炒めてから3等分する。

☞ひき肉と副材料を混ぜるとき，A～Dの4種のこね条件を一定にする。ハンバーグステーキのテクスチャーは混ぜ回数などのこね条件の影響を受ける。

☞加熱時間をそろえるために，ハンバーグはほぼ同じ大きさに成形する。アルミホイルで直径4～5cmの丈の短い円柱をつくって型として使用してもよい。

☞オーブンでなく，フライパンで加熱してもよい。

☞順位法p. 20，pp. 28～29参照。

表7-2　ハンバーグステーキ材料の配合割合

	A	B	C	D
牛ひき肉（g）	50	50	50	50
食塩（g）	0.5	0.5	0.5	0.5
炒めたたまねぎ（g）	10	0	10	10
牛乳で湿らせたパン粉（g）	10	10	0	10
卵（g）	5	5	5	0

課　題

（1）ひき肉の脂肪含量がハンバーグステーキの焼き上がりに及ぼす影響を考えてみよう。赤身の牛ひき肉と脂肪を多く含む豚ひき肉の割合を変えてハンバーグステーキを調製し，でき上がりを比較してみよう。

(2)肉のこね方がハンバーグステーキの焼き上がりに及ぼす影響を考えてみよう。ひき肉をざっと混ぜるだけ，よく混ぜる，すり鉢でするなど，ひき肉の状態を変えてハンバーグステーキを調製し，でき上がりを比較してみよう。

3．スープストック　加熱時間と香味野菜の効果

牛すね肉などかたい肉は，スープストックのだし材料やシチューのような煮込み料理に適する。コラーゲンを多く含むかたい肉を長時間煮ると，肉はほぐれやすく，肉質はやわらかくなる。また，その煮汁には肉の呈味成分が溶出し，濃厚なうま味が生じる。

目　的

- 牛すね肉を用いてスープストックをとるとき，加熱時間や加える香味野菜がスープのおいしさにどのような影響を及ぼしているのかを理解する。
- 加熱に伴う肉質の変化を理解する。

準備する試料

□牛すね肉 200g　□たまねぎ 20g　□にんじん 10g　□セロリー 5g　□食塩

準備する試薬

□1％ニンヒドリン液　□ピリジン

準備する器具

□鍋　□こし器　□キッチンペーパー　□白いカップ　□試験管
□試験管バサミ　□試験管立て　□ピペット　□ラップフィルム　□一般調理器具

基礎知識

肉に含まれているエキス成分

肉のエキス成分は，遊離アミノ酸，ヌクレオチド類，ペプチド，有機酸，糖類などである。肉を煮ると，これら成分が煮汁に溶出し，うま味の強いだし汁が得られる。また，コラーゲンを含むかたい肉を長時間煮ると，コラーゲンがゼラチン化し，スープにこくやまろやかさを与える。

西洋料理や中国料理では，スープストックをとるときに，たまねぎ，にんじん，セロリー，しょうが，ねぎ，こしょうなどの香味野菜や香辛料を用いる。香辛料は，スープに好ましい香りを与える。香味野菜は，香りに加えて，スープにうま味や甘味などを与える。

スープのあく

スープストックをとる際には肉から出るあくをとり除くことが大切である。スープストックのあくの主な成分は中性脂肪であり，あくとりをすることによって肉から出た脂肪がとり除かれることになる。肉からは水溶性のたんぱく質も溶出し，加熱によって凝集するときに脂肪もとり込まれ，液面に浮かび上がる。液面で空気に触れるためにこれらの凝集物は膜状になり，すくいとることができる。あくは沸騰時にたくさん出てくるが，このときとり除かないと沸騰に伴う対流のため液中に散らばってしまい，液も濁って見た目も味も好ましくないものとなる。

❶ 牛すね肉を２～3cm 程の角切りにする

↓

❷ 生肉を１個だけ残して（肉A），肉を鍋に入れる

↓

❸ 鍋に水 800mL を入れ，火にかける

☞加熱中，鍋のふたは外しておく。水分の過度の蒸発を防ぐために，鍋は口径の小さいものを選ぶ。

↓

❹ 沸騰するまでは強火，沸騰後は水面が軽く揺れる程度のごく弱火（92℃程度）に調整する

☞肉を煮ているとき，肉は煮汁に完全に浸かっているように注意する。

↓

❺ 沸騰してから５分後に肉を１個とり出す（肉B）

☞鍋からとり出した肉は表面が脱水により硬化しないようにラップフィルムに包んでおく。

↓

❻ 沸騰してから30分後に肉を１個とり出す（肉C）

↓

❼ 沸騰してから60分後に肉を１個とり出し（肉D），煮汁 100mL 程度をとり分ける（スープA）→ ❿へ

↓

❽ 鍋に残った肉と汁を２等分し，一方は元の鍋へ戻し，もう一方は別の鍋へ移す

↓

❾ 元の鍋は，そのまま火にかけ微沸騰を30分間続けた後に肉を1個とり出し（肉E），消火する（スープB）

一方の鍋は，薄切り野菜を加えてから火にかけ，微沸騰を30分間続けた後，消火する（スープC）

☞加熱終了時のスープ量（B，C）を同量になるよう調製する。

↓

❿ それぞれこしてから，0．7%の塩味をつけ，白いカップに注ぐ

☞スープの色の違いがわかるような容器に注ぐ。

↓

⓫ 生肉（A）および加熱時間の異なる４種の肉（B・C・D・E）の外観やテクスチャーを比較する

☞テクスチャーの比較には，肉を触診してもよいし，加熱肉は，食べ比べてもよい。

↓

⓬ ３種のスープ（A・B・C）の色・風味について官能評価（順位法）をする

☞順位法p. 20，pp. 28～29参照。

↓

⓭ 残ったスープを試験管に入れ，ニンヒドリン液とピリジンを加えて沸騰水浴中で加熱し，アミノ酸およびたんぱく質の呈色性を比較する

☞蒸発乾固によりエキス分量を，ケルダール法により窒素量を求めてもよい。

課　題

（1）スープストックをとるとき，水にあらかじめ塩を加えることがある。加熱時の塩の有無がスープストックの風味に与える影響を考えてみよう。

（2）スープストックに用いる肉材料や香味野菜の種類により，スープストックの風味は変化する。西洋料理，中国料理などのだしのとり方を比較してみよう。

4．煮凝(にこご)り　調製条件の影響

獣鳥肉や魚を煮込んでつくるゼラチンを多く含んだ汁を冷やすと“煮凝り”や“アスピック”のようなゲル状の食べ物ができる。

✳目　的

● 皮や骨などを多く含む鶏手羽先を煮込んで得られる煮汁を冷やしてゲルを調製し，そのゲルのテクスチャーに及ぼす加熱時間や調味料の影響を理解する。

準備する試料

□鶏手羽先 300g　□醤油

準備する器具

□鍋　□ペトリ皿（またはプリン型）　□ pH 試験紙（または pH メーター）
□ガーゼ　□冷やし用バット　□一般調理器具

準備する装置

□物性測定機（レオメーターなど）

基礎知識

ゼラチンは，動物の皮・骨などの結合組織から水中加熱抽出して調製される。結合組織の主要成分であるコラーゲンを水中で加熱すると，コラーゲンの３重らせん構造がほぐれ，糸状のランダムコイルとなり，ペプチド鎖の一部が切断されゼラチンが溶出する。ゼラチン溶液（ゾル）を冷却すると水を抱き込んで流動性を失いゲルとなる。鶏手羽先は水中加熱時間が長くなるほど（最長で 120 分），また，煮汁は pH が酸性になると，コラーゲンの分解が促進されるため煮凝りゲルのゼリー強度は高くなる。

❶ 鶏手羽先を 1cm に角切りし，３等分（A・B・C）する

↓

❷
- Aを鍋に入れ，水 60g を加えて火にかけ，沸騰を 10 分間継続する
- Bを鍋に入れ，水 60g を加えて火にかけ，沸騰を 30 分間継続する
- Cを鍋に入れ，水 54g と醤油 6g を加えて火にかけ，沸騰を 30 分間継続する

☞液量が少なくなったら熱湯を注ぎ足し，鶏手羽先は完全に煮汁に浸かっているように注意する。

↓

❸ 加熱終了後，それぞれ全量（鶏手羽先＋煮汁）が 150g になるように水で調製する

↓

❹ 煮汁をガーゼでこし，一部は pH 測定に供し，残りはペトリ皿（またはプリン型）に流し入れて冷水で冷やし煮凝りA・B・Cを調製する

↓

❺ 煮凝りA・B・Cのゲルの一部は，破断応力およびひずみ率の測定に，残りは官能評価（順位法）に供する

☞破断応力測定は，型に入れたままで行うので，試料形状は同一となるように注意する。
☞煮凝りのテクスチャーは，品温により左右されるので，測定時の品温を同一にするよう注意する。
☞破断応力・ひずみ率pp. 125～126参照。
☞順位法p.20，pp. 28～29参照。

課　題

（1）魚（ブリ，マコガレイなどのアラ）類から調製した煮凝りのテクスチャーを，同条件で調製した鶏手羽先から調製した煮凝りと比較してみよう。

5．生魚　食塩と酢の効果

鮮度の高い魚肉は，さしみ，あらい，たたきなどにして生食することが多い。生食のおいしさは，生魚特有のテクスチャーにある。締めさばのように，新鮮な魚を食塩と酢で処理した酢締めには，まぐろやたいのさしみとは異なるおいしさがある。

目　的

●生の魚に食塩を振りかけ，酢に浸漬すると，外観やテクスチャーが変化することを理解する。

準備する試料

□あじ（生食用）２尾　□食塩　□米酢

準備する器具

□皿　□ざる　□電子天秤　□一般調理器具

基礎知識

生の魚に振り塩をすると，魚の水分で食塩は溶け，表面は高濃度の食塩溶液にさらされることになる。その結果，表面で脱水が起こり，肉質は締まる。また，水分とともに魚臭成分を除くこともできる。魚を塩で締めてから，酢につけると，魚肉たんぱく質が白く凝固し，脱水が起こり，肉質はかたく，もろく，歯切れがよくなる。これは筋原線維たんぱく質を構成するミオシンが，食塩が存在する酸性下では，膨潤度が低下し，凝固するからである。このようなたんぱく質の性質を利用した代表的な料理が，締めさばである。酢は，生魚のテクスチャーを変化させ，魚に爽やかな酸味を与える。さらに，魚を酸で洗うことで，表面の微生物の繁殖が抑制され，魚の保存性も高められる。魚を十分に塩で締めないで酢に浸けると，食塩が存在しない酸性側では，魚肉たんぱく質の膨潤度は増加するので，魚肉の重量は増加し，身の締まりがみられない。

❶ あじ２尾を３枚におろし，腹骨をそぎとり，皮をむく

☞鮮度を保持するように，魚は手早く処理する。

❷ 片身１枚は，肉重量を測定し，冷蔵庫で保存する（A）

片身 1.5 枚は，肉重量の30%の米酢に 10 分間浸す
その後，表面の水気を拭きとり重量を測定する（B）

片身 1.5 枚は，肉重量の20%の食塩を両面に均質に振りかけ 20 分間置き，その後表面の水気・食塩を拭きとり重量を測定する
次いで，重量の30%の米酢に 10 分間浸し，その後表面の水気を拭きとり重量を測定する（C）

❸ ３種のあじ肉A・B・Cの重量の変化を比較する

☞魚をざるなどに置いてから塩をふり，滲出する液に魚肉が浸からないようにする。

❹ ２種の酢漬けあじ肉B・Cを適当な大きさに切り，切り口の外観やテクスチャーなどについて官能評価（２点識別・嗜好試験法）をする

☞BとCを酢に浸すのは，同時に行う。

☞２点識別・嗜好試験法pp. 24～25参照。

課　題

（1）魚を酢で処理すると，魚の保存性に，どのような影響を及ぼすか考えてみよう。

（2）わかさぎなどの小魚を油で揚げてから酢などの調味液に漬け込んだ“エスカベージュ”や“南蛮漬け”の料理では，酢は小魚にどのような影響を与えているか考えてみよう。

6. 魚のすり身　副材料の効果

新鮮な魚肉に食塩を加えてすりつぶすと粘りの強いすり身ができる。このすり身にでん粉，卵白，豆腐などの副材料を加えてから蒸したり，揚げたりしてつくるゲル状食品が，かまぼこ，はんぺん，さつま揚げなどの水産練り製品である。

✳目　的

- すり身をつくるときに加える食塩の効果を理解する。
- すり身に加えるでん粉が加熱したすり身のテクスチャーに及ぼす影響を理解する。

準備する試料

□あじ（生食用）2～3尾　□食塩　□片栗粉

準備する器具

□乳鉢　□乳棒　□アルミホイル　□蒸し器　□電子天秤　□一般調理器具

基礎知識

副材料の効果

魚肉に2，3％の食塩を加えてよくすりつぶすと，筋原線維たんぱく質のミオシンが溶解する。さらにすりつぶしていくと，それらが会合して糸状のアクトミオシンを形成する。アクトミオシンは，互いにからみ合い網目構造をつくり，保水性の高い粘りのあるすり身となる。すり身を加熱すると，たんぱく質は凝固し，弾力のあるかまぼこやフィッシュ・ボール（肉だんご）などの練り製品ができる。これは，アクトミオシンが熱により分子間に架橋をつくり，網状構造の中に水を閉じ込めた状態で安定化するからである。

❶ あじを3枚におろし，腹骨をそぎとり，皮をむき，中骨と血合いをとり除く

☞肉の鮮度を保持するように，魚は手早くおろす。中骨と血合いは，切りとる。

↓

❷ 出刃包丁で手早くたたいて粗いミンチにする

☞ミンチ肉をする条件（乳棒の撹拌速度，撹拌回数など）は，A・B・C・Dで同一になるようにする。

↓

❸ ミンチ肉を 50g ずつ4等分（A・B・C・D）し，それぞれを乳鉢に入れる

↓

	A	B	C	D
❹	Aに食塩 0.5g を加えて乳棒で粘りが出るまでよくすりつぶす	Bに食塩 0.5g を加えて粘りが出るまで乳棒でよくすりつぶす	Cに食塩 0.5g を加えて粘りが出るまで乳棒でよくすりつぶす	Dには何も加えずに乳棒でよくすりつぶす
❺	水 15g を加えてさらによく混ぜ調製する	水 15g と片栗粉 1.5g を加えてさらによく混ぜ調製する	水 15g と片栗粉 3g を加えてさらによく混ぜ調製する	水 15g を加えてさらによく混ぜ調製する

↓

❻ すり身をかまぼこ状に成形し，重量を測定する

↓

❼ すり身を蒸し器で15分間蒸し，かまぼこを調製する

☞アルミホイルを 40 × 60mm^2 の板状にし，すり身をのせる。

↓

❽ 重量を測定する

↓

❾ かまぼこのテクスチャーを折り曲げ試験または，機器測定により評価する

ワンポイントアドバイス

折り曲げ試験：かまぼこを幅 15mm × 長さ 60mm × 厚さ 4mm に切り出し，それを折り曲げたときの状態で試験する。
例えば，
1 ＝ 二つに折り曲げる前に折れる。
2 ＝ 二つ折にすると折れる。
3 ＝ 二つ折りにすると次第に折れる。
4 ＝ 二つ折りにしても折れない。

☞測定機器としては，レオメーター，カードメーターなどを用いて破断試験を行う。試料は，厚さ 10mm・幅 15cm に成形する。

☞破断応力pp. 125～126参照。

↓

❿ 残りのかまぼこを適当な大きさに切り，外観（きめ，つや）やテクスチャーなどについて官能評価（順位法）をする

☞順位法p. 20，pp. 28～29参照。

課　題

（1）泡立てた卵白，すりおろしたながいも，生クリームなどをすり身に加えると，練り製品にどのような影響を及ぼすか比較してみよう。
（2）すり身の原料である魚の種類（白身魚と赤身魚）が異なると練り製品にはどのような違いが生じるか比較してみよう。

7．いか　加熱変化と飾り切りの効果

いか胴部（外套膜）の筋肉は，表皮と内皮で覆われている。皮をつけたままいか肉を加熱すると，いか肉は体軸方向に収縮する。いか皮目の飾り切りは，この収縮を利用したものであり，加熱いか肉の嗜好性を向上させる。

目　的

- 加熱に伴いいか胴肉は脱水・収縮し，テクスチャーが変化することを理解する。
- 飾り切りが加熱いか肉の外観，テクスチャー，味に及ぼす影響を理解する。

準備する試料

□するめいか1ぱい　□醤油　□砂糖　□酒

準備する器具

□鍋　□ストップウォッチ　□ノギス　□電子天秤　□ふきん　□一般調理器具

基礎知識

いか胴部の構造

いか胴部（外套膜）は，体軸に対して直角方向に環状に走る筋線維とこれを束ねるような外側と内側の皮（表皮と内皮）で構成される。表皮は4層からなる。色素胞を含む表皮1，2層は，調理過程で容易にとり除くことができる。4層目の表皮は，体軸方向にコラーゲン線維が走り，強靭な構造をつくっている。いか胴肉を加熱すると，まず，このコラーゲン線維が著しく収縮する。次いで，筋線維が脱水・収縮し，肉質はかたくなる。いかの調理では，皮目にさまざまな切り込みを入れる飾り切りが施される。飾り切りによりコラーゲン線維が切断されるので，加熱に伴う収縮は抑えられ，肉質はやわらかくなる。また，見た目も美しく，煮汁など調味料が付着しやすくなる。

いかの皮の切れやすさ

表皮3，4層は強靭で線維性の薄い皮で弾力があるので加熱時間が短いとかたくて噛み切れない。しかし，煮込みのように長く煮たり，干いか，すなわちするめのように乾燥したのちに加熱した場合は切れやすくなる。このように表皮が切れやすくなると胴部の肉は体軸に対して直角方向に環状に裂けるようになる。するめを焼いて裂くときの方向はこの横方向である。

❶ するめいかの頭足部，内臓，ひれ（エンペラ）を外す
↓
❷ するめいかの胴部の表皮１，２層を剥がし，胴部を切り開く
↓
❸ 体軸方向に細長い短冊 15mm × 50mm に切る
↓
❹ 短冊いか肉を４等分（A・B・C・D）し，それぞれの重量を測定する
↓
❺ Aを沸騰している水に入れ，15 秒間加熱する ／ Bを沸騰している水に入れ，1分間加熱する ／ Cを沸騰している水に入れ，5分間加熱する ／ Dを沸騰している水に入れ，20 分間加熱する
↓
❻ 加熱後のいか肉の重量を測定し，形状を観察・記録する
↓
❼ 加熱時間の異なるA・B・C・Dのテクスチャーについて官能評価（順位法）をする

❽ 残っているいか肉を２等分（E・F）し，それぞれ重量を測定する
↓
❾ Eは，表皮に松笠模様の切り込みを入れてから，四角 30mm × 30mm に切り分ける ／ Fはそのまま四角 30mm × 30mm に切り分ける
↓
❿ 調味料（醤油：砂糖：酒＝8％：2％：5％，いか肉重量に対する割合）を鍋に入れ，火にかけ沸騰したら，いか肉を加え１分間加熱する
↓
⓫ 飾り切りの有無による煮いかE・Fのテクスチャーおよび味について官能評価（２点識別・嗜好試験法）をする

☞色素胞を含み，容易にはがすことができる皮が，いかの表皮１，２層である。
☞濡れふきんなどを使うと皮は簡単にはがせる。
☞短冊いか肉のゆで水は，温度が低下しないようにいか肉重量の20倍以上とする。
☞いか肉の厚さなど形状の測定には，ノギスを使うとよい（第１章p. 12参照）。
☞順位法p. 20， pp. 28～29参照。
☞２点識別・嗜好試験法pp. 24～25参照。

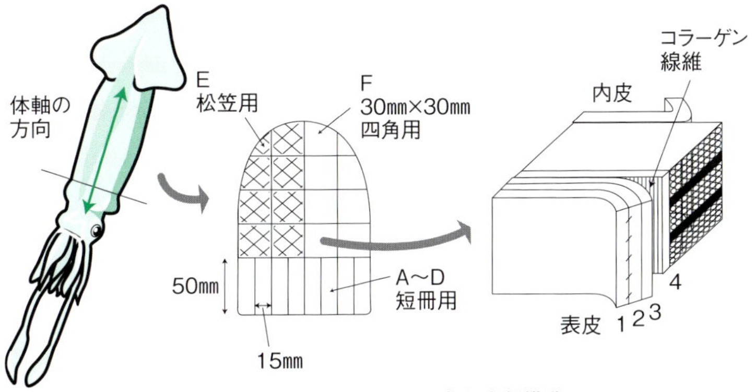

図7-1　するめいかの切り方と内部構造

課　題

（１）いか肉を体軸方向および体軸直角にそれぞれ細長く切り，加熱肉のテクスチャーを比較してみよう。噛み切りやすさの違いを考えてみよう。
（２）いか表皮の３，４層または内皮をとり除くと，いか肉の加熱収縮にどのような影響を与えるか考えてみよう。

第8章　卵・牛乳の実験

1. 卵の実験

鶏卵は栄養価が高く，消化性がよく，価格も安定していることから，日常の調理によく用いられる。その調理特性はそのままの状態で，流動性，粘着性，希釈性があり，熱凝固性，起泡性（卵白），乳化性（卵黄）などが備わっているため，さまざまな料理に幅広く用いられる。このような多種多様な調理特性について知ることで，適切な用途・調理方法を理解することができる。

目　的

- 卵の比重，卵黄係数，濃厚卵白率，pH を測定し，鮮度の鑑別を行う。
- 卵殻がついた全卵を加熱し，ゆで卵をつくることで，加熱時間と加熱温度による凝固状態への影響について知る。
- 卵液の希釈割合，副材料，加熱温度，加熱時間が凝固に及ぼす影響について理解する。

準備する試料

- □鶏卵３個（産卵直後卵１個，購入後37℃で３日間保存卵１個，購入後冷蔵庫（５～10℃）で２週間保存卵１個）：実験1
- □鶏卵５個（なるべく鮮度や大きさがそろった新鮮卵）：実験2
- □鶏卵４個：実験3
- □牛乳 116mL
- □砂糖 12g
- □食塩 0.6g

準備する試薬

- □10％食塩水

準備する器具

- □電子天秤
- □目皿つき漏斗（ろうと）（穴杓子）
- □ビーカー
- □裏ごし
- □竹串
- □一般調理器具
- □ガラス板（10cm × 10cm）
- □ストップウォッチ
- □温度計
- □プリン型６個
- □ペトリ皿（大）
- □三角定規２枚
- □ pH メーターまたは pH 試験紙
- □鍋
- □蒸し器
- □メスシリンダー

準備する装置

- □物性測定機（レオメーターなど）

基礎知識

卵の品質判定

〔外観検査〕

- ●透光検査：細かなひび割れ，血斑，肉斑のあるものを判定する。
- ●比重法：産卵後，保存するにつれて殻の気孔から水分が蒸発し，気室が大きくなり，比重が小さくなる。10％食塩水（比重1.074）に入れると，新鮮卵は沈み，古いものは浮く。

〔割卵検査〕

- ●卵黄係数：$\frac{\text{卵黄の高さ}}{\text{卵黄の直径}}$
- ●卵白の pH：産卵後，卵白中のCO_2が卵殻の気孔を通り，空気中に逸散し始めるため，古くなると pH は上昇する。ちなみに，新鮮卵黄の pH は 6.2 ～ 6.6 であり，鮮度低下による変化は少ない。
- ●濃厚卵白率：$\frac{\text{濃厚卵白重量}}{\text{全卵白重量}} \times 100$
- ●ハウユニット（Haugh Unit，HU）：$100 \cdot \log(H - 1.7W^{0.37} + 7.6)$

　H：濃厚卵白の高さ（mm），W：全卵重量（g）

表8-1　卵の品質判定

	比　　重	卵黄係数	卵白 pH	濃厚卵白率	ハウユニット
新　鮮　卵	1.08 ～ 1.09	0.44 ～ 0.36	pH7.5 ～ 8.0	50％以上	72以上
古　い　卵	古くなるにつれ減少。	古くなるにつれ低下。0.25 ～ 0.20 は割卵の際に卵黄膜が破れやすい状態。	古くなるにつれ上昇。	古くなるにつれ減少し，水様卵白が多くなる。	古くなるにつれ低下。

卵の熱凝固

全熟卵，半熟卵，温泉卵はたんぱく質の熱凝固性を利用している。卵白と卵黄では熱凝固性の異なるたんぱく質で構成されているため，凝固開始温度が異なる。卵白は60℃で凝固が始まり，80℃以上の加熱でしっかり固まる。卵黄は65℃で凝固が始まり，80℃で完全に凝固する。卵黄の中心部温度が卵黄の凝固温度に達する前に加熱をやめると半熟卵になる。中心部が70℃を超えるとほぼ全熟卵になる。温泉卵は卵白がしっかり固まる温度よりも低く，卵黄がほぼ固まるくらいの温度（65～70℃）で加熱する。

希釈卵液の熱凝固

1．卵液のゲル（熱凝固（流動しなくなった状態）のこと）形成に影響を与える因子として，卵液のたんぱく質濃度，pH，添加物などがあげられる。

2．希釈した卵液が凝固する温度やゲルの性状は，加熱温度・速度，卵の濃度により異なる。全卵濃度20％の卵液（茶碗蒸しの割合）を，蒸し器内の温度90℃で12～15分間加熱し，卵液の内部温度が78～80℃になったときの凝固の状態が最もよいとされている。加熱上昇速度が遅いと低温度で凝固するため滑らかなゲルになり，加熱上昇速度が早いと高い温度で凝固するため，ゲルに網目構造がつくられ，その隙間を満たしていた水分が蒸発して穴が開く“すだち”となる。

　“すだち”を防ぐには，加熱温度が高くなりすぎないようにし，蒸し器の中の温度を85～90℃に保つとよい。また，卵液中の溶存気体が少なくなるように，液を予熱した後，放置することも効果的である。加熱温度を90℃以上にすると，水蒸気が発生しやすいので，すだちが起こってしまう。

3．卵の希釈液は卵液濃度，たんぱく質濃度が高いほど凝固温度が低く，ゲルはかたくなる。濃度が低いと凝固しにくく，ゲルはやわらかくなり形を保ちにくい。

4．だし汁や牛乳で希釈した場合は，水で希釈したものよりもゲルがかたくなる。だし汁にはナトリウムイオン，牛乳にはカルシウムイオンが含まれているので，これらが卵たんぱく質の加熱凝固を促進するためである。砂糖の添加は，熱凝固を妨げ，ゲルをやわらかくする。

1 卵の鮮度鑑別

❶ 鮮度の異なる3個の卵を外観から判断して新しいと思う順に番号をふる
↓
❷ 10%食塩水に卵を静かに入れ，浮沈の状態を観察する
↓
❸ 卵を割り，卵黄と卵白を分ける
↓
❹ 卵黄をガラス板にのせる
↓
❺ 三角定規で卵黄の高さ，直径を測定する
↓
❻ 卵黄係数を求める
↓
❼ 卵白は目皿つき漏斗に移し，ビーカーに受ける
↓
❽ 水様卵白を 20 ～ 30 秒間落下させ，水様卵白と濃厚卵白に分ける
↓
❾ 濃厚卵白，水様卵白の重量を測定する
↓
❿ 濃厚卵白率を求める
↓
⓫ pH メーターまたは pH 試験紙で卵白，卵黄の pH を測定する

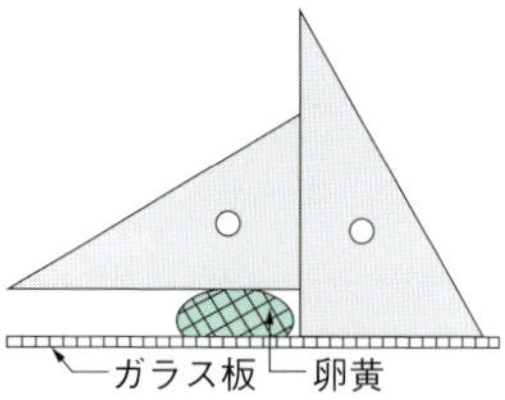

図8-1　卵黄の測り方

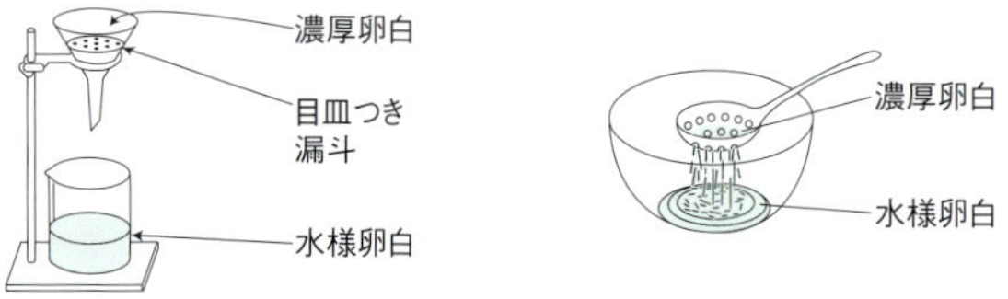

図8-2　濃厚卵白と水様卵白の分け方

ワンポイントアドバイス
この鑑別方法は簡便法であるが，家庭における鮮度の鑑別は割卵前は外観で，卵割後は濃厚卵白，卵黄の状態を観察して判断されるので，鮮度の低下による変化を確認できるようにする。

☞10% 食塩水の比重は 1.073 である。
☞鮮度が低下すると卵黄膜が脆弱になり破れやすいので，割卵の際には注意する。
☞受けるビーカーの重量をあらかじめ測定しておく。
☞水様卵白の落下時間は同じ時間にする。
☞pH 試験紙を用いる場合
卵白：CR（クレゾールレッド）
TB（チモールブルー）
卵黄：MR（メチルレッド）を用いる。

ワンポイントアドバイス
卵黄のｐＨが測定しにくい場合には，卵黄に少量の蒸留水を加えて測定する。それでも困難な場合には，全卵のｐＨを測定し，鮮度の低下によるｐＨの変化を確認する。

2 卵の熱凝固

❶ 鍋に卵4個を入れ，水を入れて火にかける
↓
❷ 沸騰するまで卵を転がし，沸騰までの時間を計る
↓
❸ 沸騰後，5，10，15 分後に1個ずつとり出し，冷水に 10 分間つける
↓
❹ 火を止め，残りの1個はそのまま湯につけておき 10 分後にとり出し，冷水に 10 分間つける
↓
❺ 別の鍋に卵を1個入れ，水を入れて火にかける
↓
❻ 湯の温度68℃で 30 分間保ち，その後冷水にとる
↓
❼ 殻をむき，半分に切って，卵白と卵黄の凝固状態を観察・記録する

ワンポイントアドバイス
卵の熱凝固の状態から，望ましい全熟卵，半熟卵，温泉卵のつくり方を確認しよう。

☞水の量は卵がかぶる量（卵重量の 7 ～ 10 倍）にする。
☞火加減は微沸騰を続ける程度にする。
☞卵を 15 分間以上，沸騰水中で加熱すると，卵白中のイオウ化合物が分解して，硫化水素が発生する。これが卵黄中の鉄を結合して暗緑色となる。加熱後すばやく冷やすと，この現象が防げる。
☞湯の温度は65～70℃に調整する。

3 卵液の熱凝固

❶ 卵を割りほぐし，裏ごしを通す

↓

❷ 表8－2の配合表のように，A～Fの材料をビーカーに入れる

↓

❸ ビーカーを湯煎して，卵液が60℃になるまで加熱する

↓

❹ プリン型（A・B・C・D・E・F）に入れる

↓

❺ A～Eは十分熱した蒸し器に入れ，85～90℃で20分間蒸す ／ Fは沸騰している蒸し器に入れ，6分間強火で加熱する

↓

❻ 火を止めてそのまま8分間おいてから，とり出す

↓

❼ 水をはったバットに移し，15分間冷ます

↓

❽ 型のまま中心部に竹串を刺して，試料の高さを測る

↓

❾ 型からペトリ皿に抜き出して，1分後に試料の高さを測る

↓

❿ ひずみ率を求める

↓

⓫ 各ゲルのすだちの有無（表面部，内相部），色，つや，分離液の有無などを観察する

↓

⓬ ゲルの物性を物性測定機（レオメーターなど）で測定する

↓

⓭ 食味を比較する

ワンポイントアドバイス

茶碗蒸しやカスタードプディングなどは滑らかで，口ざわりよい仕上げにする必要がある。卵液の希釈割合，副材料によって，ゲルのかたさが異なり，用途もさまざまである。

☞卵液を湯煎するときの温度は80℃で，静かに撹拌し，泡立てないようにする。

☞火加減は弱火にする。温度計は蒸し器のふたをずらして入れ，蒸し器内の（庫内）温度を測る。

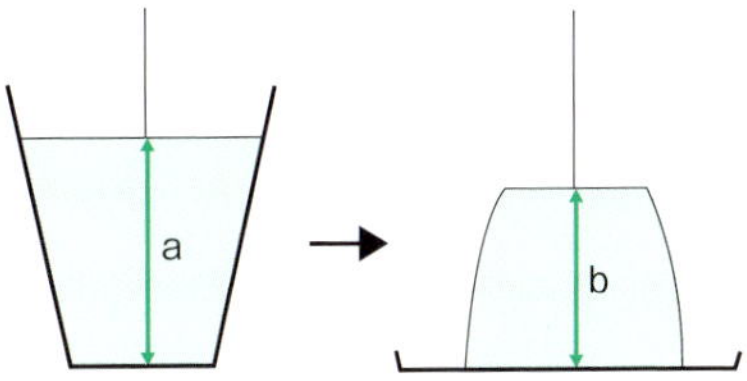

図8-3　ひずみ率の測定法

☞ひずみ率（%） $= \dfrac{a - b}{a} \times 100$

表8-2　卵液の配合表（wt%）

	A	B*1	C	D	E	F*2
卵　（g）	40	20	20	20	20	20
蒸留水（mL）	40	60	59.4			60
牛乳　（mL）				60	48	
食塩　（g）			0.6			
砂糖　（g）					12	

＊1　緩慢加熱法
＊2　急速加熱法

課　題

（1）卵の鮮度の鑑別のうち，新鮮卵の特徴について述べ，鮮度の低下に伴う変化をまとめてみよう。

（2）卵の熱凝固における加熱温度，加熱時間の影響について述べ，全熟卵，半熟卵，温泉卵を調理する最適条件についてまとめてみよう。

（3）卵液の熱凝固における希釈率，希釈液，調味料の影響について述べ，カスタードプディング，茶碗蒸し，卵豆腐の最適な調理条件についてまとめてみよう。

2．乳・乳製品の実験

牛乳は栄養素がバランスよく配合され，消化されやすい良質のたんぱく質を含み，カルシウムも豊富である。牛乳中の脂肪は脂肪球としてエマルションの形で，たんぱく質はコロイド粒子として安定な懸濁状態を形成して存在している。料理を白く仕上げたり，なめらかさや風味の付与，ゲル強度を強くするなどの調理特性があり広く調理に用いられている。また，乳製品には乳たんぱく質の凝固を利用したチーズやヨーグルト，乳脂肪を分離した生クリームやバターがある。これらの調理特性について知り，調理や加工上の用途が異なることを理解する。

準備する試料

□脱脂粉乳 32g

□牛乳 400g

□食酢 80mL またはレモン汁 30mL

□生クリーム（脂肪率35～48％のもの）A・B・C

□砂糖 7.5g

□ナチュラルチーズ（硬質チーズ：エメンタール，グリエール，チェダー，ゴーダ，エダムなど）

□プロセスチーズ（ハードタイプ）

□食パン（2枚）

準備する試薬

□メチルオレンジ（水溶性色素）　□スダンⅢ（油溶性色素）

準備する器具

□ビーカー	□温度計	□メスシリンダー（500mL）
□pH メーターまたは pH 試験紙	□ふきん	□ボウル
□電子天秤	□ペトリ皿（小）	□泡立て器
□ストップウォッチ	□チーズおろし器	□オーブン
□一般調理器具		

準備する装置

□恒温水槽

基礎知識

酸による凝固

牛乳に果汁や酸性溶液を加えると，沈殿物を生じる。この凝固物（カード）の主成分は，カゼインと脂肪である。牛乳たんぱく質の主成分であるカゼインの等電点は pH4.6 であるため，pH が5.0以下になると凝固物が生じる。

生クリームについて

1．生クリームは牛乳を遠心分離にかけて，脂肪含量の多い部分を集めたものであり，高脂肪含量の生クリーム（40～50%），低脂肪生クリーム（20～30%）がある。高脂肪含量のものは，ホイップ用やバター製造用などとして用いられる。低脂肪含量のものは，コーヒークリームやアイスクリームなどに用いられる。その他に，乳脂肪の 1/2 を植物性脂肪で置換した，脂肪置換クリーム（高脂肪，普通脂肪）がある。

2．ホイップ用クリームの脂肪含量は40～50%であり，クリームの品質は泡立て後の色調，保形性，オーバーラン，なめらかさ（きめ，つや）の良否によって評価される。生クリームの泡立ては10℃以下がよい。生クリームを低温にすると，脂肪球が凝集し，粘度が上昇して気泡安定性が増す。

3．生クリームのエマルションの型は水中油滴型（O/W型）である。これを攪拌すると，導入される気泡の数が増加し，その後，小さく一様になる。それとともにクリームは流動性を失いかたくなる。攪拌しすぎたクリームはなめらかさを失い，液を分離する。これは，気泡が過密になり，脂肪球が合体していき，分散媒の水が分離してエマルションが崩壊するためである。クリームから分離した液を除いて，さらに攪拌を続けると，なめらかで黄色味の強いバター状のものができる。これは油中水滴型（W/O型）のエマルションであり，エマルションの型が変化する転相という現象が生じる。

オーバーラン

ホイップクリームやアイスクリームなどの泡沫に抱き込まれる空気の割合を示す値である。数値が大きいほど，空気の割合が高くなる。

$$\text{オーバーラン（\%）} = \frac{\text{一定容の生クリームの重量} - \text{同容積のホイップクリームの重量}}{\text{同容積のホイップクリームの重量}} \times 100$$

チーズについて

1．チーズは，ナチュラルチーズとプロセスチーズに大別できる。ナチュラルチーズは乳酸菌が活性のまま含まれるので，食べごろがある。プロセスチーズはナチュラルチーズを原料として，2種以上配合してつくられたものである。そのため，チーズ独特の香りや味がマイルドになり味も均一である。また，殺菌されているため保存しやすく，使いやすいという利点がある。

2．ナチュラルチーズが加熱することで融け，糸を引くようになるのは加熱によってたんぱく質が変性し，球状から糸状になるためである。チーズを長く加熱すると，糸状に伸びたたんぱく質の鎖が絡み合ったり，網状の構造をつくりやすくなるため，ゴムのような糸を引くようになる。

1 牛乳の酸による凝固（カッテージチーズ）

牛乳に酸を加えると，たんぱく質が沈殿する。

目　的

- 牛乳，脱脂粉乳に食酢またはレモン汁を加え，等電点付近で凝固させ，pH，食味などから乳たんぱく質の凝固について知る。

ワンポイントアドバイス

酸（果汁など）の加え方や加える量を変えることで，酸性乳飲料（乳酸菌発酵によらないもの）もできる。果汁や有機酸の違いによる凝固の状態やpH，味を比較することができる。

1. ビーカーに水 400mL を入れ，脱脂粉乳を振り入れ撹拌しながら溶かす
2. 脱脂粉乳液の pH を測定する　　牛乳の pH を測定する
3. 60℃の湯煎にし，50～60℃に温める
4. 食酢 40mL を加え，5分間加温する
5. pH を測定する
6. ふきんでこす
7. ボウルの中で水洗いする
8. ざるにのせて，20 分間水切りする
9. 重量を測定する
10. カッテージチーズの収量を求める
11. カッテージチーズの色，香り，味，舌ざわりを観察する

☞pH 試験紙を用いる場合はBTB試験紙を用いる。

☞基準とする pH は 4.6 。食酢を加えて調整する。

☞pH 試験紙を用いる場合はBCG試験紙を用いる。

☞白色のものが完全に分離していることが確認できればこす。液が濁っている場合には分離が不完全なので，pH を測定する。

☞カッテージチーズの収量の求め方

$$\frac{\text{カッテージチーズの量}}{\text{使用した粉乳の量}} \times 100 = \text{収率}$$

$$\frac{\text{カッテージチーズの量}}{\text{使用した牛乳の量}} \times 100 = \text{収率}$$

＊脱脂粉乳の場合，水を含むので100%を超える。

2 生クリームの泡立てと分離

ホイップクリームは泡立てる温度や撹拌の条件によって状態が異なり，泡立てすぎた場合には，バタークリームになる。

目　的

- ホイップクリームの泡立てに必要な条件について理解する。

1. ペトリ皿の重量を量る
2. ペトリ皿に生クリームを満たし，重量を量る
3. ボウル（大）に水または氷を入れて，5℃，20℃に調節する
4. Aの生クリーム 50mL をボウル（中）に入れる　／　Bの生クリーム 50mL をボウル（中）に入れる　／　Cの生クリーム 50mL をボウル（中）に入れる
5. ボウル（大）で20℃に冷やしながら撹拌する　／　ボウル（大）で5℃に冷やしながら撹拌する　／　砂糖 7.5g を加えて，ボウル（大）で5℃に冷やしながら撹拌する

第8章　卵・牛乳の実験

⑥ 角が立つかたさになるまでの撹拌回数，撹拌時間を測定する
↓
⑦ ホイップクリームを①のペトリ皿に満たし，重量を測定する
↓
⑧ オーバーランを計算する
↓
⑨ 希釈法，色素法でエマルションの型を判定する
↓
⑩ ホイップクリームをボウル（中）に戻し，分離するまで撹拌を続ける
↓
⑪ 分離するまでの撹拌回数，撹拌時間を測定する
↓
⑫ 分離液（バターミルク）を別の容器に移し，重量を測定する
↓
⑬ ホイップクリーム・分離液のエマルションの型を判定する

☞泡立て器を持ち上げたときに角が立つかたさとし，どれも同じ状態で測定する。
☞ペトリ皿にホイップクリームを入れるときは，空洞をつくらないようにし，表面をすり切ること。

ワンポイントアドバイス

エマルションの判定方法
希釈法：水の入ったビーカーに試料を少量滴下し，試料が水に分散する様子を観察する。
色素法：少量の試料に，メチルオレンジ，スダンⅢを滴下し，撹拌して色素の広がり具合を観察する。

3 チーズの加熱による影響

チーズは加熱すると溶融性や曳糸性（えいしせい）（糸の引く様子）を示す。

✳目　　的

● ナチュラルチーズおよびプロセスチーズについて加熱による変化を知り，調理に応じた用い方を考える。

① オーブンを175℃に予備加熱する
↓
② ナチュラルチーズ・プロセスチーズをそれぞれチーズおろし器でおろす
↓
③ 食パン2枚をそれぞれ 1/2 に切る
↓
④ 1/2 に切った食パン2枚にナチュラルチーズ 10g， 1/2 に切った食パン2枚にプロセスチーズ 10g をそれぞれのせる
↓
⑤ オーブンの最上段で焼き，チーズが溶けるまでの時間を測定する
↓
⑥ チーズが溶けたら，各1枚をオーブンからとり出す
↓
⑦ 風味，外観，曳糸性を観察する
↓
⑧ 残りの各1枚はさらに5分間加熱し，とり出す
↓
⑨ 風味，外観，曳糸性を観察する

ワンポイントアドバイス

加熱による，溶け方や糸の引き方はチーズの種類によって異なる。ナチュラルチーズ・プロセスチーズを数種加熱し，比較してもよい。フォンデュ，ピザなどには半硬質や硬質チーズが用いられる。

☞チーズはできるだけ同じ厚みにのせる。また，加熱によって広がることを考慮してのせる。
☞加熱時間はチーズの種類によって異なるが，３～５分間が目安である。

課　題

（1）牛乳に酸を加えることで凝固する。凝固が生じやすい条件についてまとめてみよう。
（2）品質のよいホイップクリームができる泡立て条件についてまとめてみよう。さらに泡立てすぎたときに生じる現象について述べてみよう。
（3）チーズを加熱すると生じる，溶融性，曳糸性についてチーズの種類ごとにまとめよう。

第9章　成分抽出素材の実験

1．寒天・ゼラチン・カラギーナンゲルの特性に及ぼす副材料の影響

ゲル化剤はゼリーなどの寄せもの調理に用いられ，その種類ごとに使用濃度や凝固，融解温度が異なる。また，食品中の成分，熱，酸によってもゲル特性が大きく変化するので使用する用途に合わせて使い分けられるようにする。

目　的

- 寒天，ゼラチンおよびカラギーナンゲルの基本特性を把握する。
- 寒天，ゼラチンおよびカラギーナンゲルへの砂糖，果汁（酸）および牛乳の添加がそれぞれのゼリーの性状に及ぼす影響を知る。

準備する試料

□粉寒天 3g　□粉ゼラチン 18g　□κ-カラギーナン 3g　□砂糖 150g
□キウイフルーツ２個　□牛乳 120g

準備する器具

□ビーカー（100mL）15 個　□セラミック板（セラミック金網）　□湯煎用鍋　□薬さじ
□温度計　□プリン型 30 個　□ペトリ皿３個　□ミキサー
□ガーゼ（ふきん）　□ストップウォッチ　□一般調理器具

準備する装置

□レオメーター

基礎知識

ゲル化剤には動物性たんぱく質のゼラチン，植物や海藻に含まれる複合多糖類である寒天，カラギーナン，ペクチンなどがある。これらの基本特性と調理方法，また調理したゼリーの特徴は下表に示すように異なる。

表9-1　主なゲル化剤の種類と調理特性

	動物性	植物性			
	ゼラチン	寒天	カラギーナン（κ，ι，λ）	ペクチン	
				HM ペクチン	LM ペクチン
原料	牛，豚などの骨や皮	まくさ，えごのりなどの紅藻類	すぎのり，いばらのりなどの紅藻類	柑橘類などの果実や野菜	
主成分	たんぱく質（コラーゲン）	多糖類（アガロースとアガロペクチン）	多糖類（ガラクトース）	多糖類（ガラクチュロン酸ガラクチュロン酸メチルエステル）	
製品の形状	板状，粉状	棒状，糸状，粉状	粉状	粉状	
溶解の下準備	吸水膨潤	吸水膨潤	砂糖とよく混合しておく	砂糖とよく混合しておく	
溶解温度	40 ～ 50℃	90℃以上	90℃以上	90℃以上	
適した濃度	1.5 ～ 3.0%	0.15 ～ 0.6%	0.3 ～ 1.0%	0.3 ～ 1.0%	
凝固温度	要冷蔵	常温で固まる	常温で固まる	常温で固まる	
その他（凝固の条件）	たんぱく質分解酵素を含まないものあるいは酵素を失活したもの。	酸の強いものを添加後再加熱しない，混合時の温度は60℃にする。	種類によっては，カリウム，カルシウムイオン	糖濃度65度以上 pH3.5 以下	カルシウム，マグネシウムイオン（1.5 ～ 3.0%）
融解温度	25℃以上	70℃以上	60℃以上	60 ～ 80℃	30 ～ 40℃
ゲルの物性（口当り）	軟らかく独特の粘りをもつ。口の中で溶ける。	粘りがなく，かたく，もろいゲル。ツルンとした喉ごしをもつ。	やや軟らかく，やや粘弾性をもつゲル	かなり弾力のあるゲル	やや軟らかいゲル
保水性	高い	離水しやすい	やや離水する	最適条件から外れると離水する	
熱安定性	弱い（夏期には崩れやすい）	室温では安定	室温では安定	室温では安定	
冷凍耐性	冷凍できない	冷凍できない	冷凍保存できる	冷凍保存できる	
消化吸収	消化吸収される	消化されない	消化あれない	消化されない	
栄養価	約 3.5kcal/g	ほとんどなし	なし	なし	

（出典：吉田惠子・綾部園子編著『管理栄養士養成課程 栄養管理と生命科学シリーズ 調理の科学』理工図書，2012，p.199）

1 砂糖の影響

❶ ビーカーの重量を量る
↓
❷ 表9-2のとおり粉寒天または粉ゼラチンと水を合わせて5分間膨潤させる
↓
❸ セラミック板をのせたコンロの上で寒天を撹拌しながら煮溶かす
↓
❹ ゼラチンはさらに水を加え（表9-2参照）60℃の湯煎で溶解させる
↓
❺ 寒天とゼラチンが完全に溶解したら砂糖を加え溶かす
↓
❻ 加水または煮詰める（寒天のみ）ことで各試料重量を 100g に調整する
↓
❼ 各試料ゾルをプリン型2つに 50g ずつ分注し 30 分間氷冷する
↓
❽ 各試料ゲルの一方は高さ 15mm に切り出し，レオメーターで破断応力（N/m^2）および破断ひずみ率（%）を測定する
↓
❾ 寒天は測定後に試食し，かたさ，口どけ，甘味度について評価する
↓
❿ ろ紙の重量を量る
↓
⓫ もう一方のゲルはろ紙を敷いたペトリ皿もしくは皿にとる
↓
⓬ 室温で 30 分間放置した後，ろ紙の重量を量り元のろ紙重量を差し引いて離水量を算出する
↓
⓭ 放置している間に各試料ゲルの形状や透明度を観察する
↓
⓮ ゼラチンはもう一方のゲルの形状や透明度を観察する
↓
⓯ その後試食し，かたさ，口どけ，甘味度について官能評価（順位法）する

表9-2　砂糖添加各種ゲルの配合割合と調製手順

ゲル化剤	粉寒天（g）			粉ゼラチン（g）		
	A	B	C	D	E	F
	0.5	0.5	0.5	3	3	3
水　（g）	110	100	90	17	17	17
膨潤	膨潤時間5分					
水　（g）				80	70	60
加熱溶解	直火加熱			湯煎加熱（60℃）		
砂糖　（g）	0	10	20	0	10	20
最終試料重量（g）	100	100	100	100	100	100

表9-3　砂糖の加熱時間とゼリー強度

砂糖濃度（%）	ゼリー強度（g/cm^2） A	ゼリー強度（g/cm^2） B
0	203	203
10	212	—
20	247	265
30	289	314
40	357	388
50	422	459
60	498	530
70	606	647

寒天は粒状寒天，濃度は1%，Aは寒天に水を加えて25分加熱溶解し，砂糖を加えて5分加熱。Bは寒天と水に最初から砂糖を加えて30分加熱。
（出典：山崎清子ほか『NEW調理と理論』同文書院, 2011, p.491）

☞撹拌をせずに加熱すると焦げつくことがあるので注意する。

ワンポイントアドバイス
破断測定では測定温度が測定値に影響するため，測定直前まで一定温度を保つようにする。

☞レオメーター測定用ゲルは高さ 15～20mm 小型ペトリ皿で作製してもよい。
☞測定値に影響を与えないように，試料の切断面は平行に切り出す。
☞乾燥を避けるためにゲルをビーカーで覆うか，ラップフィルムをかける。

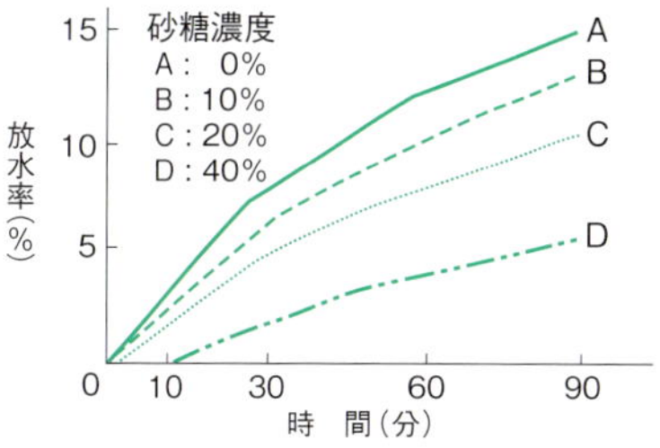

図9-1　寒天ゼリーの砂糖濃度と放水
（出典：山崎清子ほか『NEW調理と理論』同文書院, 2011, p.492）

☞順位法p. 20，pp. 28～29参照。

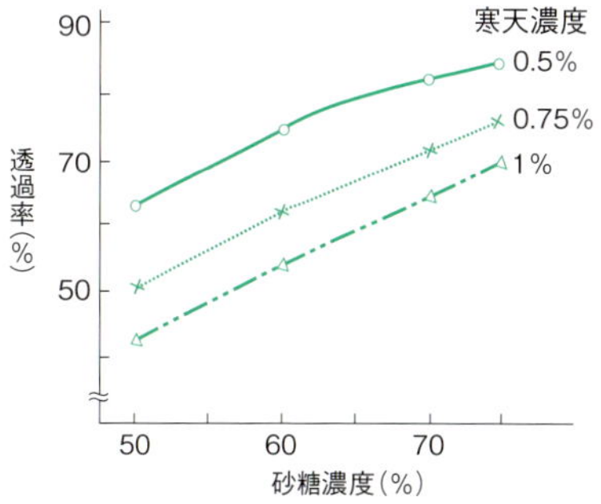

図9-2　寒天濃度と砂糖の添加による透明度の変化（550nm）
（出典：山崎清子ほか『NEW調理と理論』同文書院, 2011, p.492）

2 果汁（酸）と牛乳の影響

1. キウイフルーツをミキサーで粉砕後，ガーゼで果汁 150g を搾りとる
   ↓
2. そのうち 30g は電子レンジで 30 秒間加熱処理する
   蒸発分を水で補正し 30g にする
   ↓
3. 表9-4のとおり各試料ゾルを調製する
   ↓
4. 各試料ゾルをプリン型2つに 50g ずつ分注し 30 分間氷冷する
   ↓
5. 各試料ゲルの一方はレオメーターで破断応力（ N/m^2 ）および破断ひずみ率 (%) を測定する
   ↓
6. もう一方のゲルはプリン型から出したときの形状や色を観察する

☞生のパインアップルで代替も可能。その場合，加熱果汁の代替には缶詰の果肉を搾汁して使用してもよい。
☞煮沸してもよい。

☞カラギーナンはあらかじめ砂糖と混ぜてから水を加えて溶かす。

☞寒天ゲルとゼラチンゲルのかたさは表9-2のBおよびEを対照として比較する。

表9-4　果汁および牛乳添加各種ゲルの配合割合と調製手順

ゲル化剤	粉寒天（g）			粉ゼラチン（g）			カラギーナン（g）		
	A	B	C	D	E	F	G	H	I
	0.5	0.5	0.5	3	3	3	1	1	1
砂糖（g）							10	10	10
水（g）	80	80	60	17	17	17	90	70	50
膨潤	膨潤時間　5分								
水（g）				50	50	30			
果汁（g）	20								
加熱溶解	直火加熱			湯煎加熱（60℃）			湯煎加熱（80℃）		
砂糖（g）	10	10	10	10	10	10			
果汁（g）		20		20	20（加熱果汁）			20	
牛乳			40			40			40
最終試料重量（g）	100	100	100	100	100	100	100	100	100

注）寒天は蒸発分を見込んで加水する。

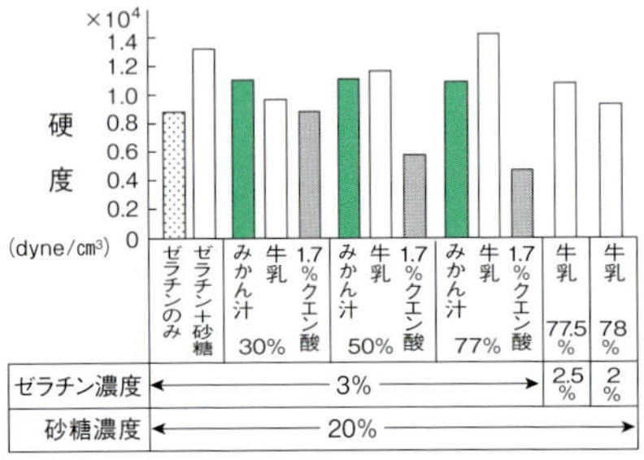

図9-3　ゼラチンゲルの添加物の違いによるゼリー強度

（出典：山崎清子ほか『NEW調理と理論』同文書院，2011，p.502）

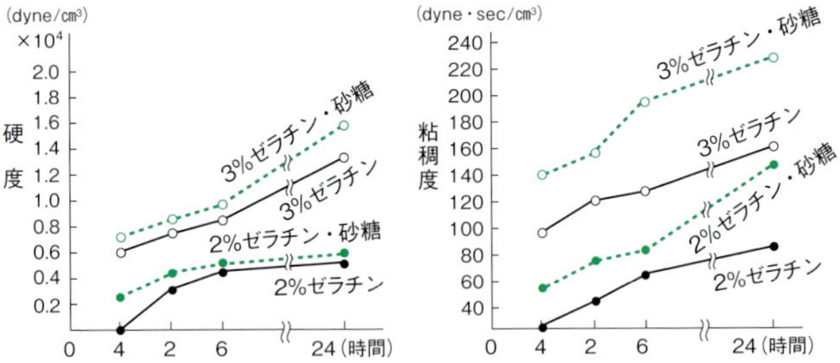

図9-4　ゼラチンゼリーに及ぼす砂糖の影響（砂糖濃度20%）

（出典：山崎清子ほか『NEW調理と理論』同文書院，2011，p.502）

課　題

（1）寒天，ゼラチン，カラギーナンの利用用途について調べてみよう。
（2）その他の天然ゲル化剤の原料，主成分，ゲル化条件およびその性状について調べてみよう。

2. でん粉ゾルおよびゲルの性状

でん粉は種類により粒の大きさや糊化温度に違いがあり，異なった調理性を示すほか，添加する副材料によりゾルの透明度や粘度およびゲルの弾力性や付着性が変化する。調理におけるでん粉の利用は多岐にわたるが，それぞれの調理に適したでん粉を選択する必要がある。

目　的

- 各種でん粉のゾルおよびゲルを調製し，その性状を比較しながらまとめる。
- 副材料添加による各種でん粉のゾルおよびゲルの物性変化を確認し，適した調理用途を考察する。

準備する試料

□じゃがいもでん粉（片栗粉）31g　□くずでん粉 41g　□とうもろこしでん粉 26g
□砂糖 60g　□食酢 15g　□ヨウ素ヨウ化カリウム溶液

準備する器具

□ビーカー（200mL）9個　□温度計　□薬さじ
□セラミック板（セラミック金網）　□ホールピペット9本　□ストップウォッチ
□スライドガラス6枚　□カバーガラス6枚　□鍋4個
□木べら　□プリン型8個　□一般調理器具

準備する装置

□測色色差計（比色計）　□レオメーター　□光学顕微鏡

基礎知識

でん粉の糊化・老化

でん粉はアミロースとアミロペクチンが水素結合で規則的に集合した微結晶（ミセル）構造をもつ。でん粉粒の水懸濁液を加熱すると，水分子がミセル構造に入り膨潤し，ミセルがほぐれて溶液は透明度が高くなり，糊状になる（糊化）。糊化でん粉を常温で放置すると，再びミセルが部分的に再構築されて，元のでん粉に似た構造に戻る（老化）。

ヨウ素でん粉反応

ヨウ素でん粉反応は，でん粉のらせん構造の中にヨウ素がとり込まれることで色づく呈色反応である。

アミロースはグルコースが直鎖状に結合し，これがらせん構造をとっている。アミロペクチンはグルコースが枝分かれして結合しており房状の構造をとると考えられている。このらせん構造の長さによって吸収スペクトルが変化するため，アミロペクチンは直鎖状の部分が短く赤紫色となり，アミロースは長いらせん構造をとるため，青紫色を呈する。

ヨウ素は水に溶解しにくいが，ヨウ化カリウム水溶液には溶解して赤茶色の溶液となる。そのため，実験に用いるヨウ素ヨウ化カリウム溶液は，ヨウ素 1g とヨウ化カリウム 2g を 10mL の水に溶解した後，100mL にメスアップし調製する。保存する場合は褐色びんに入れる。

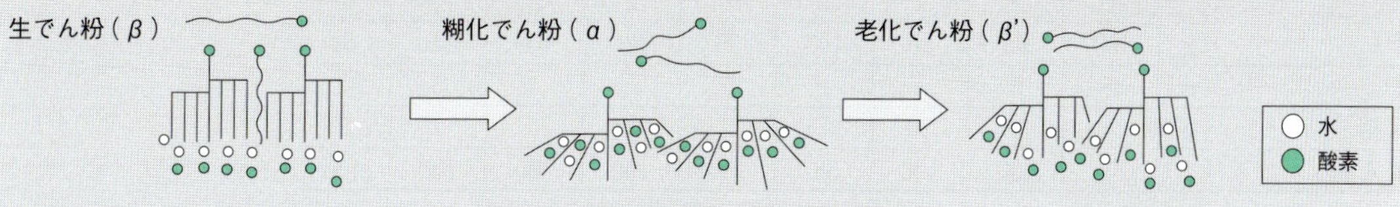

図9-5　でん粉の糊化・老化の模式図

（出典：松永暁子・貝沼圭二『澱粉質食品の老化に関する研究（第1報）米飯の老化について』家政学雑誌，32（9），655，1981）

1 各種でん粉ゾルの性状と調味料添加の影響

❶ ビーカーの重量を量る

↓

❷ 表9-5のように，じゃがいも，くず，とうもろこしの各でん粉 2gをビーカーに入れ，水 100g を加える

☞B型粘度計で粘度を測定する場合には，ゾルを 300mL 調製する。

↓

❸ 酢 5g と砂糖 20g を添加した試料もそれぞれ調製する

↓

❹ セラミック板をのせたコンロの上にビーカーをのせ，でん粉懸濁液を撹拌しながら中火で加熱する

☞熱いので軍手などで手を覆う。

↓

❺ ビーカー内に温度計を入れ，透明になり始めたときの温度（糊化温度）を記録する

↓

❻ 90℃まで加熱した各でん粉ゾルを70℃に冷まし，お湯（70℃）により重量を補正する

↓

❼ 測色色差測定用のセルに注入し，透過色測定を行う

↓

❽ 測定値のうちL*値により透明度の比較をする

☞L*値は色の明度を示し，100 に近いほど色が明るい。

↓

❾ A，D，Gのでん粉ゾルをスライドガラスに採取する

↓

❿ ヨウ素ヨウ化カリウム溶液1滴を滴下してカバーガラスをかけ光学顕微鏡（10 × 10 倍）で観察する

☞ヨウ素ヨウ化カリウム溶液の濃度が濃いと観察しにくいので，5倍程度に希釈して用いる。

↓

⓫ 生のじゃがいも・くず・とうもろこしでん粉も顕微鏡観察（10 × 10 倍）を行い，糊化でん粉の形状と比較する

☞スライドガラスにはごく少量を採取したほうが観察しやすい。

↓

⓬ 70℃のでん粉ゾルをホールピペット（10mL）で 10mL 吸い上げてから自然流下させ，ピペットから排出するまでの時間をストップウォッチで計測する

↓

⓭ 湯（70℃）の流下時間に対する各でん粉ゾルの流下時間の比を求め，相対的に粘度を比較する

ワンポイントアドバイス

流下時間測定は同一試料で3回行い，その平均値により相対粘度を算出する。

相対粘度 $= t / t_0$

t：試料ゾルの流下時間

t_0：水（溶媒）の流下時間

表9-5　各種でん粉ゾルの配合割合

でん粉	じゃがいも（g）			くず（g）			とうもろこし（g）		
	A	B	C	D	E	F	G	H	I
	2	2	2	2	2	2	2	2	2
水（g）	100	95	80	100	95	80	100	95	80
酢（g）		5			5			5	
砂糖（g）			20			20			20
でん粉ゾル全量（g）	100	100	100	100	100	100	100	100	100

2 各種でん粉ゲルの性状

❶ 鍋の重さを量る

↓

❷ 鍋にじゃがいも・くず・とうもろこしでん粉および混合でん粉（くずでん粉 15g ＋ じゃがいもでん粉 5g）各 20g に水 180g を入れて混ぜる

↓

❸ 中火で80℃まで加熱し，全量 200g としたでん粉ゾルを2つのプリン型に分注して1時間水冷しゲル化させる

☞温度計をたこ糸などで木べらに縛り，温度を確認しながら加熱撹拌する。

↓

❹ 各試料ゲルの一方は高さ 15mm に切り出し，レオメーターで破断応力（N/m^2）および破断ひずみ率（%）を測定する

☞レオメーター測定用ゲルは高さ 15 ～ 20mm の小型ペトリ皿で作製してもよい。

☞測定値に影響を与えないように，試料の切断面は平行に切り出す。

↓

❺ 別の1つは皿にとり出してその形状と透明度を観察し，かたさと弾力性を比較する

↓

❻ その後ナイフでゲルを半分に切り，包丁への付着とゲルの切り口の状態を比較する

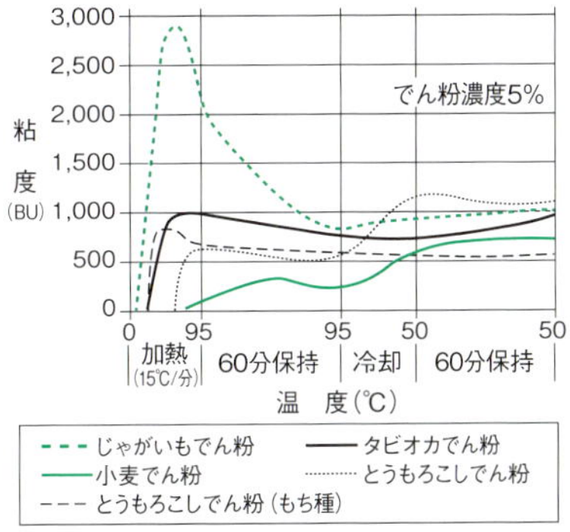

図9-6　でん粉の粘度曲線（ブラベンダーアミログラム）

（出典：今井悦子編『食べ物と健康－食材と調理の科学－，アイ・ケイ・コーポレーション，p.29，2012』

基礎知識

でん粉粒は水に不溶な結晶性粒子である。植物起源や品種などにより，粒子の大きさや形，アミロースとアミロペクチンの割合が異なる。下表に示すように，でん粉の種類により異なる調理性を示すため，その特徴を生かした用途に用いる。

表9-6　でん粉の種類と特徴

種類		粒形	平均粒形（μ）	アミロース（%）	でん粉6%　糊化開始温度（℃）	でん粉6%　最高粘度（B.U.）	ゲルの状態	透明度
地上でん粉	米	多面形	5	17	67.0	112	もろく，硬い	やや不透明
	小麦	比較的球形	21	25	76.7	104	もろく，軟らかい	やや不透明
	とうもろこし	多面形	15	28	73.5	260	もろく，硬い	不透明
	緑豆	卵形	15	34	73.5	900	もろく，非常に硬い	やや不透明
地下でん粉	片栗	卵形	25	18	54.2	980	ややもろく，弾力性がある	透明
	キャッサバ*	球形	20	18	62.8	750	強い粘着性がある	透明
	くず	卵形	10	23	66.2	450	弾力性がある	透明
	さつまいも	球形，楕円形	15	19	68.0	510	ややもろく，硬い	透明
	じゃがいも	卵形	33	22	63.5	2,200	ややもろく，硬い	透明
その他	さご	楕円形	31	26	71.0	135	さくっと割れやすい	透明 - 不透明

注：＊タピオカともいう。
出典：川端晶子・畑　明美『N ブックス 調理学　新訂版』建帛社，2008，p.115）

3．介護食のテクスチャー調整

咀しゃく・嚥下機能の低下した高齢者や嚥下障害をもつ患者では，食べ物が残留しやすく，これが気道に流れ込む（誤嚥）と肺炎を発症することがある。そのため，安全に食べ物を飲み込めるようにするために，テクスチャー調整剤としてゲル化剤，でん粉類のほか，増粘剤などが使用されている。

目　的

- 市販されている増粘剤やゲル化剤を用いて介護食を調製し，適切な使用濃度を検討する。
- 増粘剤やゲル化剤それぞれの飲み込み特性やテクスチャーの変化を把握する。

準備する試料

- □トロメリン（㈱三和化学研究所）9.4g
- □スルーキング（キッセイ薬品工業㈱）3g
- □EGクールアガー（新田ゼラチン㈱）2.2g
- □オレンジ果汁 300mL
- □固形コンソメ1個
- □スルーソフトS（キッセイ薬品工業㈱）3g
- □介護食用寒天（伊那食品工業㈱）0.9g
- □ゼラチン 4.5g
- □緑茶（茶葉）8g

準備する器具

- □ビーカー（100mL）12個
- □小さじ1本
- □セラミック板（セラミック金網）
- □プリン型 12 個
- □ガラス板1枚
- □一般調理器具

準備する装置

- □レオメーター

基礎知識

介護食の形態

疾病や老化などにより食べ物の咀しゃくや嚥下に障害が現れた場合には食形態を適切に調整する必要がある。咀しゃくが困難である場合には，噛み砕く力がかからないテクスチャーに調整し，水分を多くすることで咀しゃく回数を減らす。また，嚥下機能障害の場合には適度な粘度があり食塊を形成しやすいように調整することが望ましい。しかし，粘度が高すぎたり，粘膜に付着しやすいものは誤嚥に影響するので喉ごしのよいものとする。

1 テクスチャー調整剤

料理に添加した際のとろみは，使用する増粘剤の種類，使用量，時間の経過によって異なる。原料の異なる増粘剤やゲル化剤によるテクスチャー変化を知る。

（1）各種増粘剤による食品の粘度変化

1. 茶葉 8g をビーカー（500mL）に入れ，70℃のお湯 400mL を注ぐ　☞急須で抽出してもよい。
   ↓
2. アルミ箔でふたをして1分間蒸らした後，茶こしを用いて緑茶浸出液をこしとる
   ↓
3. 緑茶浸出液 100mL を3つのビーカーに分注する ／ オレンジ果汁 100mL を3つのビーカーに分注する
   ↓

④ 60℃の湯煎で保温する　　　　10℃に氷冷する
↓
⑤ 表9-7のように各種増粘剤を少しずつ加えてよく混ぜる
↓
⑥ このときの溶けやすさを観察する
↓
⑦ 混和後，60℃に5分間保ち外観を観察する　　　　混和後，10℃に5分間保ち外観を観察する
↓
⑧ とろみのついた試料をそれぞれ小さじすり切り1杯をすくう
↓
⑨ ガラス板の上に流し，小さじからの流れ具合と，板への広がり具合を比較する
↓
⑩ 試食し，口当り，味，飲み込みやすさについて官能評価（評点法）する

☞増粘剤によってはダマになることがあるので少しずつ加える。

ワンポイントアドバイス

増粘剤は，家庭やベットサイドなどで使用されることが多いため，粘度を簡単に確認できる方法で比較する。

☞評点法pp. 30～32参照。

（2）介護食に適したゲル化剤濃度

① 沸騰湯 700mL に固形コンソメ1個を溶かす
↓
② 沸騰したコンソメスープを 100mL ずつ6つのビーカーに分注する
↓
③ 直ちに表9-8のように各種ゲル化剤を加えて溶かす
↓
④ それぞれ60℃にしてからプリン型2つに分注し，30 分間氷冷しゲル化させる
↓
⑤ 各試料ゲルの一方はレオメーターで破断応力（ N/m^2 ）を測定し，比較する
↓
⑥ もう一方のゲルは，舌でのつぶしやすさ，口どけ，喉ごしのよさについて官能評価（2点識別法または評点法）する

☞介護食用寒天とEG-アガーは完全に溶けない場合は加熱溶解する。

☞2点識別法p. 21参照，評点法pp. 30～32参照。

表9-7　各種増粘剤の主成分と使用量（g）

増粘剤	トロメリン 顆粒	スルーソフト S	スルーキング
主成分	でん粉系	でん粉・増粘多糖類混合系	増粘多糖類系
使用量	4.7	1.5	1.5

表9-8　各種ゲル化剤の主成分と使用量（g）

ゲル化剤	介護食用 寒天		EG クールアガー		ゼラチンパウダー クイックタイプ	
主成分	寒天		カラギーナン・ローカストビーンガム		ゼラチン	
使用量	A	B	C	D	E	F
	0.3	0.6	0.7	1.5	1.5	3.0

課　題

（1）ミキサー食，きざみ食にとろみをつけるときの増粘剤の使用方法について調べよう。
（2）その他の増粘剤，ゲル化剤の種類と主成分および特徴について調べまとめてみよう。

4. だ し 汁

汁物に用いられる和風だし汁は短時間加熱でうま味成分の抽出が可能である。主にかつお節，こんぶ，煮干しなどが用いられ，材料の特性によりだし汁の抽出方法が異なる。

目　　的

- だしの材料の種類によるうま味成分の抽出方法の相違とうま味成分の特徴を知る。
- 煮干しのだし汁がみそ汁に用いられる理由を確認する。

準備する試料

□かつお節 9g　□こんぶ 9g　□煮干し 18g　□粉末だし 2g　□食塩
□しょうゆ 7g　□みそ 12g

準備する器具

□ビーカー（300mL）８個　□鍋１個　□ふきん　□万能こし器　□塩分濃度計
□電子天秤　□一般調理器具

基礎知識

和風だしの種類とうま味成分

だし素材の主なうま味成分と一般的な使用量を表に示した。

またかつお節だしでは一番だしにうま味成分が多く溶出する。しかし，かつお節の使用量を２％から４％に増量しても，うま味成分の溶出量は２倍以下である。

表9-9　和風だしのうま味成分と使用量の目安

材　料		使用量％	主なうま味成分
かつお節	一番だし	2～4	5'-イノシン酸 ヒスチジン
	二番だし（一番だしのだしがら）	4～8	同上
こんぶ		2～5	L-グルタミン酸
かつお節・こんぶの混合だし		各1～2	5'-イノシン酸 L-グルタミン酸
煮干し		3	5'-イノシン酸

表9-10　かつお節の一番だしと二番だし

	水の２％使用		水の４％使用	
	一番	二番	一番	二番
かつお節（g）	20	だしがら	40	だしがら
水（mL）	1,000	500	1,000	500
総窒素（mg/100mL）	388	61	670	85
アミノ態窒素（〃）	118	15	135	18

（出典：吉松藤子『家政誌』5，359～361，1954）

1 各種だし汁の抽出方法

A：かつお一番だし（200g）

❶ 水 200g を入れたビーカーを火にかけて沸騰させる
↓
❷ かつお節 6g を入れて穏やかに 30 秒間加熱した後，火からおろす
↓
❸ ３分間静置後，上澄液をふきんでこしとる
↓
❹ だしがらは２番だしの調製に使用する

ワンポイントアドバイス

A～Eのだし汁は，抽出後に水で定量に調整する。

☞渋味や苦味が出るのでこすときにふきんをしぼらない。
☞かつお節を沸騰水に添加すると沸騰が強まるので注意する。

B：かつお二番だし（100g）

1. Aのだしがらに水100gを加えて火にかけ，穏やかに3分間沸騰させる
↓
2. 火からおろして3分間静置後，上澄液をふきんでこす

C：こんぶだし（200g）

1. 乾いたふきんでこんぶの表面を拭く
↓
2. ビーカーに水200gとこんぶ6gを入れ30分間置く
↓
3. 中火でゆっくり昇温し，沸騰直前にこんぶをとり出す

☞こんぶの表面の白い粉は，甘味を有するマンニトールが析出したものであるので拭きとらない。

☞急速に昇温させるとうま味成分が十分に抽出されない。

☞こんぶを沸騰水中で煮立てるとアルギン酸によるぬめりが強く出て透明度も低下する。

D：混合だし（200g）

1. ビーカーに水200gとこんぶ3gを入れ，Cと同様にこんぶだしをとる
↓
2. 続いてかつお節3gを入れ，Aと同様に抽出する

E：煮干しだし（600g）

1. 鍋に水600gと頭と腹わたを除き，半身に裂いた煮干し18gを入れ30分間置く
↓
2. 穏やかに3分間沸騰させた後，火からおろして上澄をとる

☞身を裂いたほうがうま味が出やすい。

F：風味調味料だし（200g）

1. 沸騰水200gに風味調味料だし2gを加えて溶かす

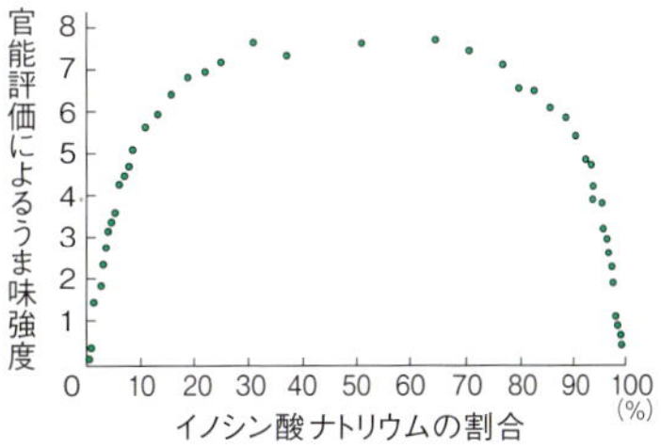

グルタミン酸ナトリウムとイノシン酸ナトリウムの合計濃度0.05g/100mL

図9-7　グルタミン酸ナトリウムとイノシン酸ナトリウムの相乗効果

（出典：山口静子『*J.Food Sci.*』34，473～478，1967）

2 各種だし汁の特性

1. A～Fそれぞれの塩分濃度を塩分濃度計で測定する
↓
2. Eを除くだし汁に塩分濃度0.6%となるように食塩を添加する
↓
3. すべての試料を60℃の湯煎で保温しながら，うま味，香り，色，透明度の特徴を調べる
↓
4. A，Bについてうま味，香りを官能評価（2点識別法）する
↓
5. A，C，D，Fについて，うま味，香りを官能評価（順位法）する
↓
6. Eは200mLずつ3つのビーカーに分注し，塩分濃度0.6%となるように食塩を添加するほか，しょうゆ7g，みそ12gを加えて，香り（魚臭），好ましさについて官能評価（順位法）する

ワンポイントアドバイス

各だし汁には素材に含まれる塩分が溶出し，風味調味料だしでは加塩されている場合が多いため，塩分濃度を計測し，最終塩分濃度が0.6%となるように調整する。

☞2点識別法p. 21参照。

☞順位法p. 20，pp. 28～29参照。

課　題

（1）各だし汁のうま味成分について調べてみよう。
（2）洋風だし，中華だしの抽出方法を調べ，和風だしの抽出方法との違いをまとめてみよう。

第10章　砂糖の実験

1．砂糖液の加熱温度と状態

砂糖は調味料として甘味づけに用いられるだけでなく，その調理性を利用してさまざまな料理の材料としても使用される。砂糖に水を加え，加熱溶解した後煮詰めていくと，温度の上昇とともに溶液の状態が変化する。

目　的

●温度上昇に伴う性状の変化を観察し，その温度に適した調理法を考察する。

準備する試料

□砂糖（グラニュー糖）100g

準備する器具

□小鍋（厚手，直径 15cm 程度）または耐熱ビーカー（ 500mL ， 100mL ）
□セラミックつき金網
□ストップウォッチ
□スプーン
□電子天秤
□スタンド
□温度計（200℃）
□白い洋皿２枚
□小さじ
□一般調理器具

基礎知識

砂　　糖

砂糖は単一な化学物質で，化学名はしょ糖（スクロース）である。スクロースはブドウ糖（グルコース）と果糖（フルクトース）が脱水結合した二糖である。

砂糖の加熱変化

しょ糖分子（a）は分子内に水酸基を８個もち，しょ糖溶液では，その水酸基と水が引き合って，しょ糖分子のまわりを水分子（b）が取り囲んだような状態で水和している（A）ため，水への溶解度が高い。しょ糖溶液を煮詰めると，温度の上昇とともに溶液の状態が変化する。煮詰め温度が100℃ではさらっとした液状であるが，さらに煮詰めると粘り気が出てくる。これは，水分が蒸発することによってしょ糖と水和していた水が不足し，しょ糖分子どうしが引き合うからである（B）。また，さらに加熱するとしょ糖どうしの結合が進み，多くの分子が結合した状態（C）となって粘度を増すが，結晶化はしない。

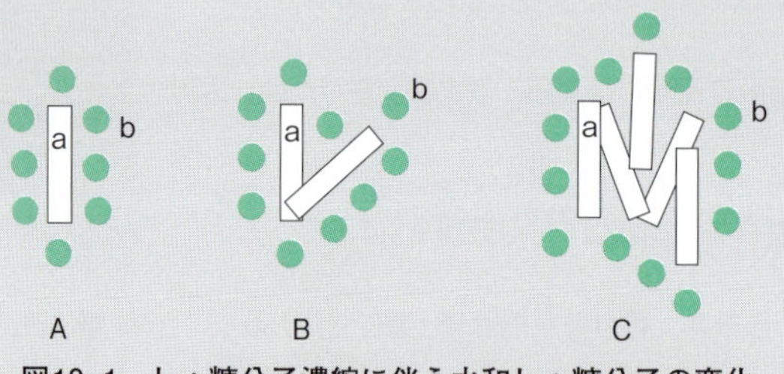

図10-1　しょ糖分子濃縮に伴う水和しょ糖分子の変化
（出典：山根嶽雄『甘蔗糖製造法』光琳書院，1966，p. 340）

しょ糖溶液を加熱し，120℃を超えると粘り気が出てくる（加水分解により，しょ糖が一部転化して転化糖になる）。さらに加熱し，150℃を超えると，うっすらと色がつき始める（加水分解が進み，香ばしい香りの低分子物質がつくられる：ベッコウアメ）。180℃を超えると褐色になる（高分子物質がつくられ，着色が進む：カラメル）。

第10章　砂糖の実験

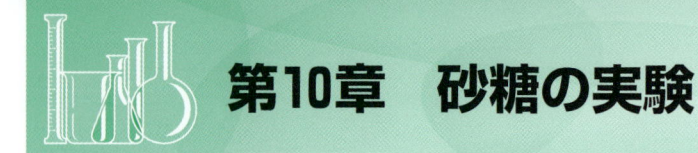

1 加熱変化の観察

❶ 小鍋に砂糖 100g と水 50g を入れる

↓

❷ スタンドにつるした温度計を液の中央になるようにセットし，セラミックつき金網を敷いた上で静かに加熱する

↓

❸ 温度が103，106，120，150，180℃に達したら，加熱時間を記録し，砂糖液の泡立ち，香りを観察する

↓

❹ ③と同じ温度のものを小さじ１程度ずつ皿の上に落とし，色の変化，流れやすさを観察する（図10-2）

↓

❺ ビーカー（ 100mL ）に水を入れ，水中に③と同じ温度のものを小さじ1程度落とし（図10-3），水中での固まり方，曳糸性（えいしせい）（糸の引く様子）を観察する

↓

❻ ⑤で固まったものは直ちにとり出して指でつまんでやわらかさを比較する（水中テスト）

↓

❼ もう１枚の皿に③と同じ温度のものを小さじ1程度落とし，冷めた後のかたさ，もろさ，香り，口どけを観察する

ワンポイントアドバイス
グラニュー糖を用いる理由は，上白糖に比べ，しょ糖の純度が高いからである。「上白糖」はしょ糖の結晶の表面に転化糖をまぶしてある。

☞色の変化，流れやすさを観察する。

☞水中テストは冷却時の状況をみるものである。

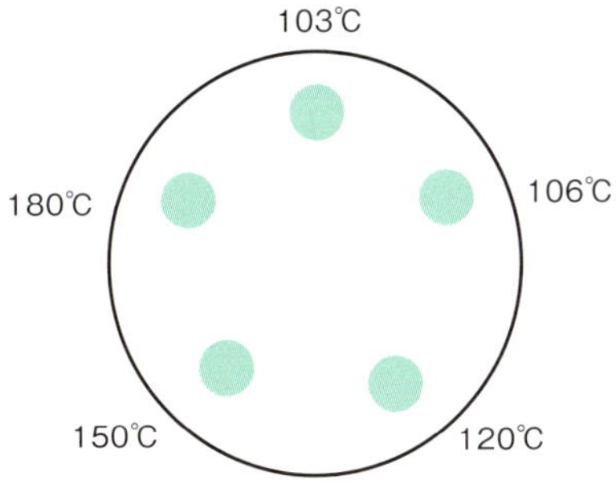

図10-2　砂糖の加熱変化

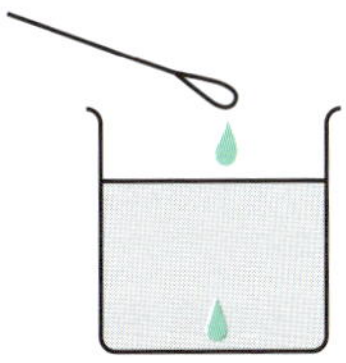
図10-3　水中テスト

課　題

（1）砂糖液の加熱温度と状態から，それぞれに適した用途（調理食品）を考えてみよう。
（2）砂糖の種類と用途を調べてみよう。

2．砂糖の結晶化（フォンダン）

砂糖の過飽和水溶液を放置すると，砂糖が析出し，結晶を生じる。この性質を利用した調理にフォンダンがある。フォンダンの結晶の大小は種々の条件によって異なり，加熱温度や撹拌方法，撹拌時間によって仕上がりに優劣を生じる。

✳目　的

●砂糖が結晶化する過程を観察し，かたさやきめなどについて比較し，細かく滑らかなフォンダンをつくるポイントを考える。

準備する試料

□砂糖（グラニュー糖）50g × 4　□ビスケット８枚

準備する器具

□小鍋（厚手，直径 15cm 程度）　□撹拌用木べら　□温度計（200℃）
□ストップウォッチ　□皿　□顕微鏡
□スライドガラス５枚　□カバーガラス５枚　□一般調理器具

基礎知識

フォンダン（fondant）

フォンダンは，砂糖の微小な結晶がシロップで包まれているもので，なめらかなクリーム状態である。

砂糖の結晶化

しょ糖溶液は，加熱すると水分が蒸発して濃度が高くなり，沸点が高くなる（表10-１）。また，加熱して飽和状態（しょ糖がこれ以上溶けない状態）になっているしょ糖溶液の温度が下がると，溶解度が下がる（表10-２）ため，過飽和となったしょ糖は外部からの刺激により，結晶核となって析出する。

例えば，しょ糖溶液の沸点が106℃のしょ糖溶液のしょ糖濃度は70%であり，この溶液が40℃以下になると過飽和溶液になる。過飽和状態になったときに撹拌すると結晶核の形成率が増加し，早く結晶化が起こる。

表10-1　しょ糖溶液の濃度と沸点

しょ糖濃度（%）	沸　点（℃）
10	100.4
20	100.6
30	101
40	101.5
50	102
60	103
70	106.5
80	112.0
90.8	130

表10-2　しょ糖の溶解度

温　度（℃）	飽和溶液 100g に含まれるしょ糖の量（g）
0	64.18
10	65.58
20	67.09
30	68.70
40	70.42
50	72.25
60	74.18
80	78.36
100	82.87

（出典：山崎清子ほか『新版 調理と理論』同文書院，2003，p.133）

1 調製温度の違いによるフォンダンの比較

❶ 小鍋に砂糖 50g と水 20mL を入れる

↓

❷ 120℃まで加熱し，直ちに白くなるまで木べらで撹拌し，白く結晶し始めるまでの時間（a）と，さらにかき混ぜてとろりとした状態になるまでの時間（b）を計り，それぞれの時点で少量を皿にとり，固まった状態のフォンダンを観察する（A）

↓

❸ 120℃まで加熱し，40℃に冷ましてから白くなるまで木べらで撹拌し，皿にとる（B）

↓

❹ 加熱温度106℃で②と同様にする（C）

↓

❺ 加熱温度106℃で③と同様にする（D）

↓

❻ できたフォンダンの結晶のつや，色，やわらかさなどを比較する

↓

❼ 結晶の状態を顕微鏡で観察する

ワンポイントアドバイス

砂糖溶液を強火で加熱したり，加熱途中でかき混ぜたりすると，鍋の周囲に飛び散って砂糖の結晶ができる。これが砂糖溶液中に入って結晶核となり，粗い結晶をつくりやすくなるため，弱火で加熱するほうがよい。

☞撹拌は手早く，一定の速度で行う。

☞できれば手早く重量を量り，砂糖濃度を算出する。

☞途中で撹拌を中止すると，核形成が進まず，結晶が成長し，大きな結晶となる。

☞核の数が多く，結晶化の速度が速いと，細かくなめらかになる。

ワンポイントアドバイス

A, Bは結晶が粗くてかたいので砂糖衣と呼ばれる。調理としてはかりんとうやらっかせい，あられなどの砂糖衣に使われる。

2 フォンダンを用いた製品の比較

❶ A～Dのフォンダンをそれぞれビスケットに塗る

↓

❷ 仕上がりを比較する

課　題

（1）砂糖溶液が結晶化する条件をまとめよう。

（2）細かく，なめらかな結晶を得るポイントを考えてみよう。

（3）黒砂糖のように不純物の多い砂糖でも結晶をつくってみよう。その違いは何であろうか？

3．砂糖の糸引き（抜糸（バースー））

砂糖溶液に酸や酸性塩を加えて加熱すると結晶化は阻止される。中国料理の抜糸（バースー）は結晶化を防止した調理である。

目　的

- 加熱温度と色，糸を引く最適温度，酢添加の効果，材料にあめをからませる技術や供し方について理解する。

準備する試料

□砂糖（グラニュー糖）150g　□食酢 10mL　□植物油 10mL　□さつまいも 450g
□揚げ油 400mL

準備する器具

□電子天秤　□小鍋　□温度計（200℃）　□大さじ
□メスシリンダー（25mL）　□白い小皿　□一般調理器具

基礎知識

抜糸（バースー）

抜糸は，濃厚な砂糖溶液を結晶させないように，高温で加熱しあめの状態で糖衣する中国料理である。材料にからめたあめが熱いうちは糸をひくことから，中国では抜糸という。砂糖溶液に酸を加えて加熱すると，しょ糖の一部が転化糖になり，結晶化を防ぐことができる。

砂糖の転化

砂糖（しょ糖）はブドウ糖と果糖が１分子ずつ結合している。しょ糖溶液は酸，酸性塩，転化酵素などを加えて加熱すると，ブドウ糖と果糖に加水分解する。これをしょ糖の転化といい，ブドウ糖と果糖を同量含む混合物を転化糖という。

しょ糖溶液を加熱すると130℃くらいから転化が起こる。しょ糖と比較すると，転化糖は吸湿性があり，ブドウ糖が遊離しているため甘味が強い。このため，しょ糖と転化糖を混合して用いることによって甘味や溶解度を増し，しょ糖の結晶の析出を抑えることができる。

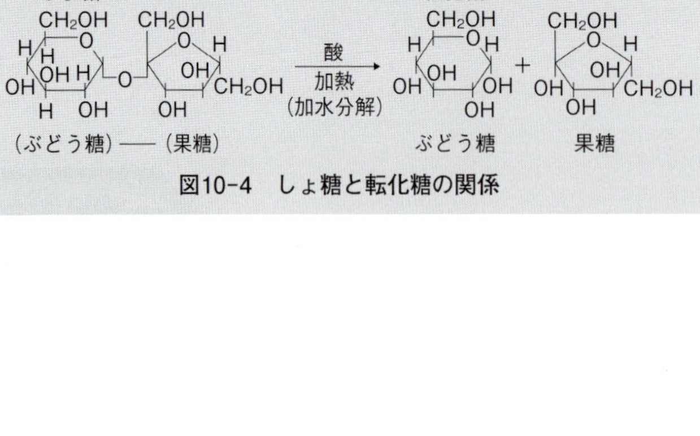

図10-4　しょ糖と転化糖の関係

☞140℃のあめの糸は色づかないので銀糸（インス）といい，160℃以上にするとしだいに色づいてカラメル化するので金糸（チンス）という。

1 抜（バー）　糸（スー）

❶ さつまいもは皮をむき，拍子切りにし，水につけてあく抜きをする

☞皿に植物油をぬっておく。

↓

❷ ざるに上げ，水気をよく拭きとって150～160℃で少し色づくまで揚げる
A・B・Cに3等分する

☞熱いいもに糖液をからませるようにする。

↓

❸ Aは，小鍋に砂糖50gと水10mLを加え，弱火で加熱し140℃で火を消し，油を塗った白い小皿に大さじ1杯とり，残りの糖液に入れ，あめ状の糖液をからませて，油を薄く塗った皿にとる

Bは，小鍋に砂糖50gと食酢10mLを加え，弱火で加熱し，140℃で火を消し，油を塗った白い小皿に大さじ1杯とり，残りの糖液に入れ，あめ状の糖液をからませて，油を薄く塗った皿にとる

Cは，小鍋に砂糖50gと油10mLを加え，弱火で加熱し，砂糖があめ状になったらそのときの温度を測定し，火を消し，油を塗った白い小皿に大さじ1杯とり，残りの糖液に入れ，あめ状の糖液をからませて，油を薄く塗った皿にとる

↓

❹ 小皿にとったあめについて，その後の変化を観察するとよい
また，A・B・Cの抜糸地瓜（バースーティークワ）（さつまいものあめ煮）について，熱いうちと冷めた後のそれぞれのあめの状態について比較する

ワンポイントアドバイス

さつまいもと糖液は，どちらも熱い状態でからませるようにする。揚げたさつまいもが冷めないようにしておくか，あめ状の糖液が固まらないように湯せんしておき，さつまいもが揚がったらすぐに糖液に加えてもよい。

課　題

（1）砂糖の転化についてまとめてみよう。
（2）抜糸に食酢を用いる理由を考えてみよう。
（3）グラニュー糖より上白糖を使ったケーキやクッキーのほうが焼き色がつきやすい理由を考えてみよう。

4．カラメルソースの比重に関する実験

砂糖液を加熱して160℃以上の高温にすると香ばしい香りと茶褐色状のカラメルとなる。カラメルソースを用いた料理としてはカスタードプディングがあり，カラメルソースを型に入れ，その上に卵液（砂糖・牛乳を加えたもの）を入れた場合に，接触面がきれいに分離していることが必要である。これには卵液（砂糖・牛乳を加えたもの）とカラメルソースの比重が関係している。

✳目　的

●きれいに分離した状態に仕上がるのに適したカラメルソースの濃度を知る。

準備する試料

□砂糖（グラニュー糖）100g，70g　□卵 90g　□牛乳 300mL　□サラダ油 5 ～ 10mL

準備する器具

□ビーカー（500mL，50mL × 3個）　□セラミック金網　□温度計（200℃，100℃）
□電子天秤　□裏ごし　□プリン型6個
□蒸し器　□一般調理器具

基礎知識

カラメル

カラメルとは，糖類が分解したり，不規則に結合したりしてできる，さまざまな糖の脱水縮合物が混合した褐色の物質である。カラメルに水や湯を入れて煮溶かしたものがカラメルソースであり，しょうゆや菓子類などの加工食品の着色にも用いられている。

カスタードプディングとカラメルソースの濃度と比重

カスタードプディングにカラメルソースを用いるのは，色どりをよくし，甘味を補うことに加え，風味をよくするためである。そのためには，卵液とカラメルソースの接触面がきれいに分離していて，ソースの苦味が適度であることが望ましい。

カスタードプディングの卵液（卵20%・砂糖15%・牛乳65%）の比重は1.092[1)]である。これに対し，カラメルソースの濃度と比重の関係を表10-3に示す。

濃度が20%以下のカラメルソースは，比重が卵液より小さいため，プディング型に卵液を流し込んだ時点で混ざり合い，プディングの色が悪くなるため，適さない。濃度が30%を超えるカラメルソースは卵液よりも比重は大きいが，70%以下の場合，室温では流動状で，加熱により卵液と混ざり合う。濃度80%では，室温では流動状であるが糸をひく状態であり，加熱しても卵液と混ざらず，プディングの底の部分にきれいなカラメル色がつき，カラメルソースとして扱いやすく，適度な苦味を呈する。濃度90%になると，室温では半流動状でソースとして流れるかたさでなく，スプーンですくってプディング型に入れるかたさであり，加熱してもカスタードとカラメルは混ざらないが，苦味が強い。

表10-3　カラメルソースの濃度と比重

濃度（%）	比　重
10	1.041
20	1.085
30	1.126
40	1.179
50	1.225
60	1.283
70	1.333
80	1.392
90	1.433

（出典：中里トシ子・新谷寿美子：『大妻女大家政学会研究機関誌　靖淵』，8，33，1965）

1 カスタードプディングとカラメルソースの混合，分離状態

❶ ビーカー（500mL）に砂糖100gと水50mLを入れ，180℃に加熱し，カラメルをつくる

❷
- 小鍋にカラメル30gと熱湯25mLを入れ，ごく弱火で50gに煮詰め，60%のカラメルソースAをつくる
- 小鍋にカラメル30gと熱湯10mLを入れ，ごく弱火で37gに煮詰め，約80%のカラメルソースBをつくる
- 小鍋にカラメル30gと熱湯5mLを入れ，ごく弱火で33gに煮詰め，約90%のカラメルソースBをつくる

❸ 卵を割りほぐし，泡立てないように混ぜ，裏ごしする

❹ 牛乳300mLに砂糖70gを加え，60℃の湯煎で温め，砂糖を溶かしてから卵液と混ぜ合わせる

❺ ビーカー（50mL）とプリン型に薄くサラダ油を塗り，カラメルソースA・B・C 5gずつを，ビーカー1個とプリン型2個にそれぞれ入れる

☞カラメルソースとしての扱いやすさを観察する。

❻ ④50gを⑤のカラメルソースの入ったビーカーとプリン型に入れ，85℃で15分間蒸す

☞カラメルソースの入ったビーカーに卵液（砂糖・牛乳を含む）を加えた際の加熱前の混合状態を観察する。

❼ ⑥を室温まで冷ましてから皿にとり出し，プディングとソースの状態，それぞれの色，味，ソースとして扱いやすい濃度を検討する

☞仕上がった状態での卵液（砂糖・牛乳を含む）とカラメルソースの混合状態を観察する。

ワンポイントアドバイス

180℃のカラメルは室温で固まりやすいので，加熱後，すぐに少量の湯を加えて溶かし，カラメルソースにする。火からおろしても余熱で温度が上昇するため，すぐに温度を下げる必要がある。

課　題

（1）カラメルソースの適当な濃度について考えてみよう。
（2）砂糖溶液の比重を利用した料理に何があるか考えてみよう。
（3）カラメル以外の焼き色には何があるか調べてみよう。

第11章　調理科学実験で使う客観的測定法

調理科学における機器分析は，人間の五感での感覚量を客観的に求めるものである。食品の塩分，糖分，かたさ，色など味覚，触覚，視覚による感覚刺激を機器測定により比較することで，調理での食品素材の調理特性の理解につながる。

1．色の測定法

1 測色色差計

人が視覚に基づき色合いを判断する場合，個人的な差異が存在する。このため色の比較を客観的にする機器が色差計である。

基本的な構造を示す。

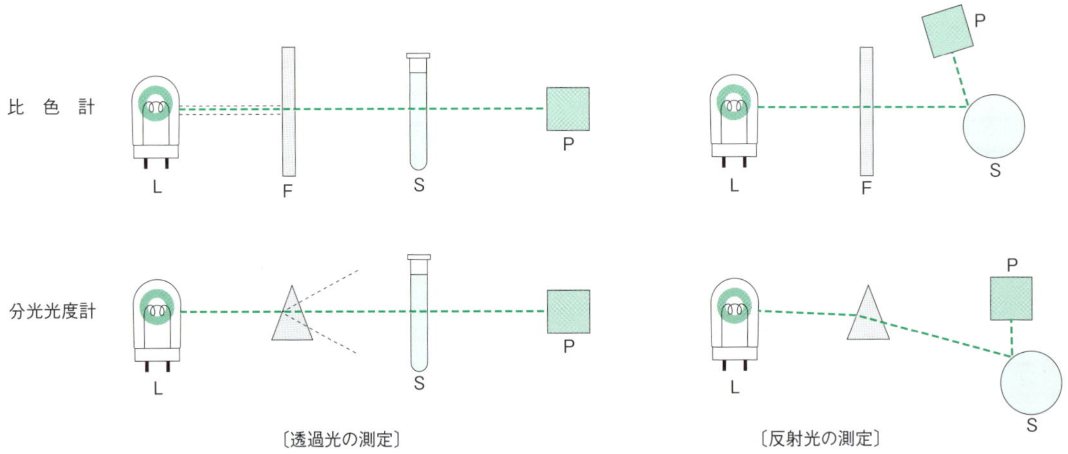

図11－1　比色計・分光光度計による測色の原理
（L：光源，F：フィルター，S：試料，P：受光部）

〔透過光の測定〕

光源（L）からフィルター（F）あるいはプリズムにより特定の波長の光をとり出し，試料溶液などが入ったセル（容器）を通過させ，人間の眼のかわりに受光部（P：光電管など）でその光量の通過前後の変化を電気信号として測定する方法である（測定例：紅茶やしょうゆ，油など）。

〔反射光の測定〕

特定波長の光を対象物に照射し，反射光を測定する（測定例：クッキーの焼き色，野菜の色等）。

近年は，コンピュータが接続した機器で高感度に，測定結果も３次元表示されるものが使用されつつある。

色差計では，光源からの光を対象試料に照射しその反射光（あるいは透過光）を赤，青，緑等の特性をもつフィルターあるいはコンピュータ処理により三刺激値を求める。得られた測定値をXYZ，Ｌａｂ，$L^*a^*b^*$等の表色系で表現している。

XYZは三刺激値といい，赤，緑，青の三原色の混合されている割合（混色量）を表している。これは可視光がほぼ，この３色光の混合で種々の色の表現ができることによる。

Ｌａｂはハンターにより考案され，XYZを用いて表される。

$$L = 10Y^{1/2},\ a = \frac{17.5(1.02X - Y)}{Y^{1/2}},\ b = \frac{7.0(Y - 0.847Z)}{Y^{1/2}}$$

$L^*a^*b^*$はＬａｂ表色系では色の広がりに均等性を欠くため，これを改変し，より人の知覚と近似した色の状態を表している。

L^*値は明度を，a^*値，b^*値は色相，彩度を表す尺度である。L^*値は標準白色板により補正して表示される。a^*値は赤の度合（赤－緑）を，b^*値は黄色の度合（黄－青）を表現している。a^*値，b^*値がマイナスの値で表示されている場合は，それぞれ緑あるいは青色の度合が強いことを表している。色差として，これらのL^*値，a^*値，b^*値を比較対照とする試料との測定値の差（⊿で表示）を一定の数式で表現した値で試料間の差異が表される（例：$⊿E^* = [(⊿L^*)^2 + (⊿a^*)^2 + (⊿b^*)^2]^{1/2}$）。

反射と吸収がつくる色

人間が見るものの色は何らかの光源からの光を反射したものである。太陽や照明からの白色光はさまざまな色の成分を含んでいて，何かに当たると反射または吸収，あるいは透過する。例えばりんごが太陽や照明からの白色光のうち赤色以外の色を吸収し，赤色の光だけを乱反射しているときは赤色に見える。赤色の半透明な物体では，白色光のうち赤色以外の光を吸収し，赤色を透過させている。白い紙では，あらゆる光の成分を含んでいる白色光を紙の表面であらゆる色の光を四方八方に反射しているとき白く見える。

2．化学的測定法

1 塩　分　計

食品に含まれる塩分量を求める方法には，ナトリウムイオン（Na^{+}）を測定，塩化物イオン（Cl^{-}）を測定，試料液の導電率または屈折率を測定するなどの種々の測定機器がある。また，クロム酸カリウムを指示薬とする硝酸銀による沈殿滴定法（モール法），原子吸光分析法もある。モール法は終点の色調の判別に熟練が必要であったり，原子吸光分析法では試料の灰化など特別な操作が必要となる。調理の場面における塩分量は％オーダーがほとんどであり，塩分量を求める方法としてナトリウムイオン電極や簡易的には試料溶液の電気伝導度（導電率）測定による簡易な測定機器が使用されている。

2 糖　度　計

糖度の測定は，試料溶液の比重から求める方法，含まれる糖質成分の旋光度から求める方法，あるいは試料液の屈折率を測定し求める方法がある。屈折率による場合，糖度とは試料溶液の糖成分のみを測定しているものでなく，可溶性の固形分の総量による屈折率を測定している。食品の糖度では，例えば果汁などでは有機酸や遊離のアミノ酸も含んだ含有量を示している。ジュースなどでは，含有量において糖の割合が高いため糖度として考えている。通常は，砂糖液で標準溶液を調製し，使用する機器の示度を確認した後，試料溶液を測定する（果汁等で濁りの強いものは，ろ過した後測定する）。手持ち式やデジタル式の機器が用いられており，試料溶液の屈折率から糖度（％）を測定している（図11‑2）。

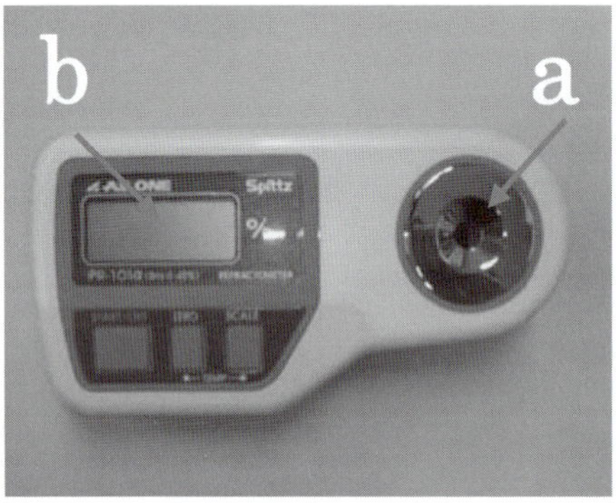

デジタル式糖度計（AS ONE IPR-101α）
a部に試料溶液を添加するとb部にデジタル表示される。

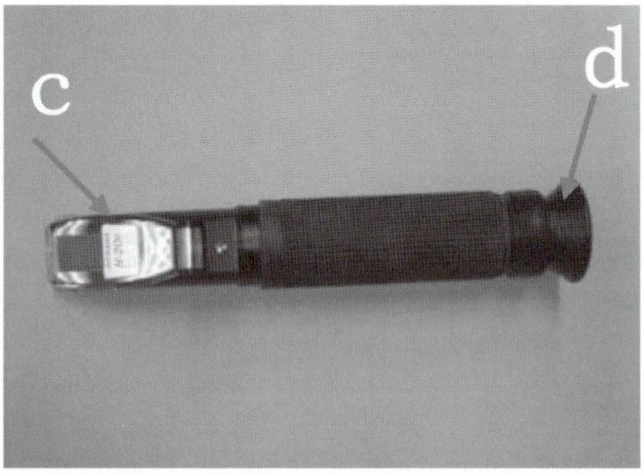

手持ち式糖度計
c部に試料溶液を添加しd部から液面の目盛を読む。

図11-2　糖　度　計

3 pH の測定　pH メーター・pH 試験紙

食品に含まれる有機酸，アミノ酸など水溶液で酸性を示す物質やアルカリ性成分による溶液の酸性，アルカリ性を示す水素イオン濃度の指標を測定するのが pH メーターである。pH メーターは，ガラス電極による精密な形式なものから，近年では簡易型で少量の試料溶液で測定できる形式のものまである。

しかし，pH メーターの使用に際しては，必ず標準緩衝液での機器の校正が必要である。

pH 試験紙による pH の測定は，試験紙に pH により色が変化する薬品を染み込ませてあり，試験紙に試料溶液をつけることで，試験紙の色の変化を見るものである。一般的に万能試験紙と言われるものは pH1 ～ 14（種類により測定域は異なる）の範囲で，± 1 程度の誤差を含み，大まかな pH の指標を見るのに適している。また，± 0.2 の感度で pH を見ることができる試験紙は，標準変色表と言われる表と試験紙の変化を比較して pH を測定する。pH メーターと言われるガラス電極を使用する機器は，さらに精度よく pH を測定できる。

4 ビタミンC（L−アスコルビン酸）の測定

ビタミンCには還元型と酸化型がある。還元型のみを測定する方法に滴定法のインドフェノール法がある。また，酸化型ビタミンCを測定する方法にヒドラジン法がある。一般に新鮮な植物組織では90%以上が還元型ビタミンCである。調理に伴うビタミンCの残存率の測定などでは，新鮮果実や野菜では，酸化防止としてメタリン酸液による抽出液を滴定するインドフェノール法で十分である。加熱調理など還元型から酸化型への変化や破壊が伴う場合にはヒドラジン法や高速液体クロマトグラフィー（HPLC）法，酵素法による測定法のほうがよい。

3．食品の物性測定法

食べ物の物性は，テクスチャー（食感）に影響を与え，おいしさを決定する重要な一因子である。幼児の離乳食から嚥下・咀しゃく困難者向け食品にわたり，調理における食感の占める意義は大きい。食品の物性測定の方法には，① 経験に基づき食品の物性と関連づけて測定する方法，② レオロジー的性質を測定し，粘性率，静的粘弾性定数，動的粘弾性定数などを求める方法，③ 手や口による混捏（こんねつ）や伸縮（しんしゅく），咀しゃくといった実際の食品の取り扱いに準じた方法・条件で測定する方法がある。

1 粘度の測定　粘度計

粘性とは液体（スープ，ソースなど）の流れやすさ，流れにくさを示す指標である。すなわち液体（流体）の流れやすさ（流動）における流れに抵抗する大きさである。粘性の程度を粘度，粘性率，粘性係数などという。粘性は液体内部における摩擦で説明される。

図11-3に示すような面積 $A\mathrm{m}^2$ の２枚の板の間に厚さ $h\mathrm{m}$ の液体を挟み込んだとき上部の板に力 F（N）を与えると一定速度 v（m/s）で平行移動する。このとき，τ：ずり応力，γ：ずり速度，v：速度とすると，以下のように表される。

$$\tau = F / A \quad \cdots\cdots (1)$$

$$\gamma = v / h \quad \cdots\cdots (2)$$

これらの（1）（2）式より，粘度を η，流動度を φ とすると，以下のようになる。

$$\tau = \eta\gamma = \gamma / \varphi \quad \cdots\cdots (3)$$

ずり速度を絶えず生じさせるために加える力（応力）がずり応力 τ である。このずり応力 τ が，ずり速度 γ に比例する場合，これを粘性におけるニュートンの法則といい，この法則に従うものをニュートン流体という。例えば，水，シロップ，すまし汁などは，ずり応力（τ）とずり速度（γ）が，このような直線式で示される。しかし，多くの液体状食品（粘稠（ねんちょう）性食品）はこのニュートンの粘性の法則にあてはまらない，その場合は非ニュートン流体と呼ばれ，でん粉糊液，ホワイトソース，マヨネーズがその例である。

この粘性を測定する機器に粘度計として，毛細管粘度計，回転粘度計，振動型粘度計，落球式粘度計がある。

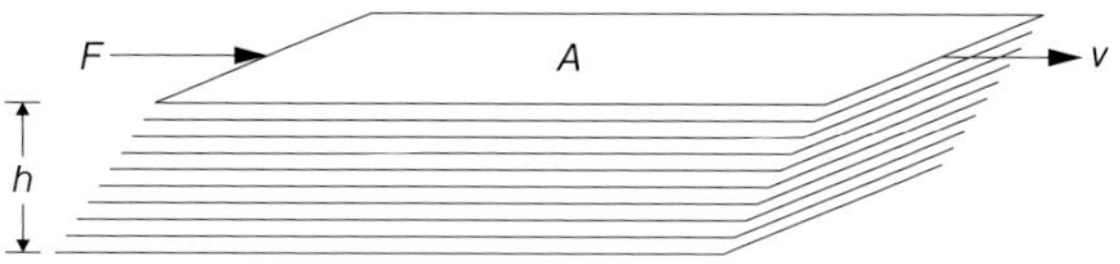

図11-3　２枚の板の間の液体の流れ

（出典：林　弘通『食品物理学』養賢堂，1989，p. 37）

（1）毛細管粘度計

代表例はオストワルドの粘度計である（図11-4）。これは液体が細管（毛細管）の一定距離を流れるのに要する時間が液体の動粘度（動粘性係数）と比例関係にあることから粘性率を求める方法である。粘性が液温の影響を受けるため，測定時の温度の管理が重要であり，±0.5℃（できれば±0.1℃）以内の変動の幅がよい。ほかにウベローデ粘度計，キャノン・フェンスケ粘度計がある。

図11-4に示したオストワルドの毛細管粘度計では，ニュートン流体の粘度測定に適している。実際の測定では，試料溶液の液面がbからdの距離を通過する時間t_sと，試料溶液の密度d_sをピクノメーター等で測定する。同様に標準溶液として，蒸留水について，bからdまでの通過時間t_oと密度d_oを測定しておけば，次式から試料溶液の粘性率（η_s）が求められる。

$$\frac{\eta_s}{\eta_o} = \frac{d_s \cdot t_s}{d_o \cdot t_o}, \quad \eta_s = \eta_o \times \frac{d_s \cdot t_s}{d_o \cdot t_o}$$

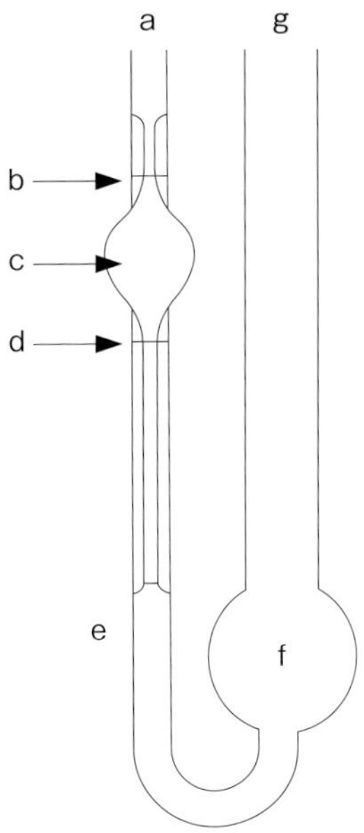

図11-4　オストワルドの粘度計

fの球部に試料溶液を入れ，aから吸引してbの線の上部まで試料溶液を上げる。b線からd線までの試料溶液の液面が降下する時間を測定する。標準溶液等で同様に測定し，試料の粘性率を求める。試料の密度も測定する必要がある。

（2）回転粘度計

B型粘度計：液体中で円筒（ローター）を一定速度で回転させ，回転するローターが試料液体から受ける粘性抵抗より求める方法である（図11-5a）。すなわち，粘性のある液体中でローターが一定の速度で回転すると，回転速度を一定にするために一定の力（回転トルク）が生じる。図においてローターの回転が一定になったとき，液体の粘性から生じた回転トルクとスプリングのねじれによる回転トルクがつり合い，スプリングのねじれた角度が試料の粘性に比例し，角度が目盛板に示される。

B型粘度計の場合，試料がニュートン流体の場合にはローターの回転数に関係なく測定される粘性率は一定である。非ニュートン流体では回転数により，見かけの粘性率は異なる。また，ローターの規格により，測定できる粘度範囲は限られるため試料に適したローターの使用が必要である。

E型粘度計：コーンプレート型ともいわれ，B型粘度計と異なり円錐型の回転粘度計である。B型粘度計より試料量が少なくてよいなどの利点があり，非ニュートン液体の測定に適している（図11-5b）。

音叉型振動式粘度計：試料中に振動子を挿入し，振動をさせると振動子と試料の間に粘性による摩擦力が生じる。この摩擦力の大きさにより振幅が変化するので，振幅を一定に保つような駆動電流（電力）と粘度との相関関係から粘度を測定する方法である（図11-5c）。

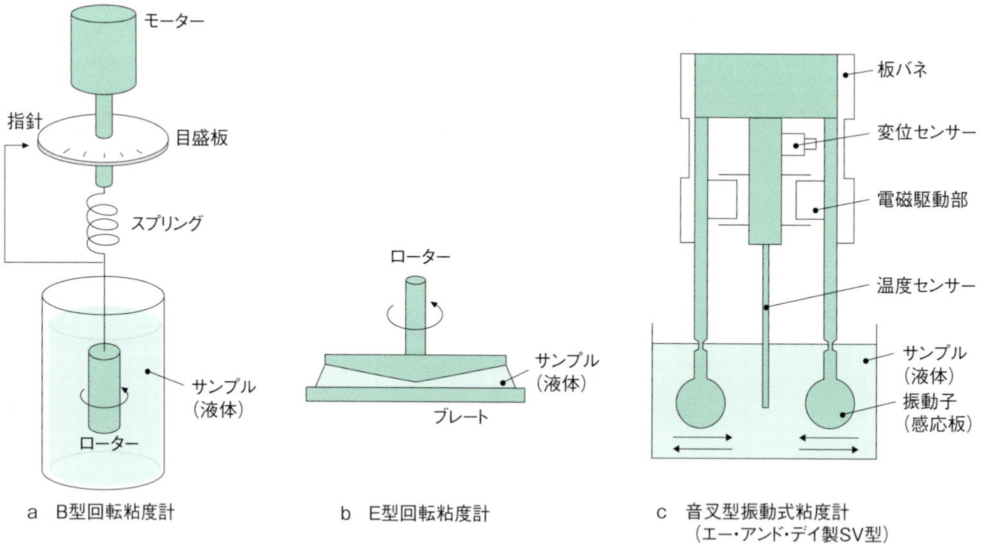

図11-5　粘　度　計

2 物性測定装置 カードメーター・テクスチャーメーター・硬度計

両機器とも経験的力学量により，食品の物性を測定するものである。硬度計は比較的かたい試料（豆類やクッキーなど）に用いられる。カードメーターは牛乳のソフトカード用に使用されていたが，ゲル状食品などのやわらかい食品の破断強度の測定に用いられている。近年ではこれらの機器の代わりにテクスチャー測定機器を用いて測定がなされている。

3 粘弾性の測定

試料に振動を与えて，ひずみや応力を時間とともに周期的に変化させた場合にみられる粘弾性現象を動的粘弾性という。これに対し静的粘弾性とは試料に瞬間的に一定の応力あるいは変形を与えた場合に生じる変形や応力の時間的な変化をいう。クリープ測定，応力緩和測定がある。弾性をスプリング模型，粘性をダッシュポット模型として考え，フォークト模型，マックスウェル模型により粘弾性を解析する（測定機器には後述のテクスチャー機器（レオメーター）により行うことも可能である）。静的粘弾性と動的粘弾性の特徴は表11-1に示すとおりである。動的粘弾性は，表にあるとおりきわめて短時間に測定が可能なため，調理過程での温度変化や経時的変化による粘弾性の変化を追跡するのに有効であるとされている（表11-1・図11-6）。

弾性をスプリング模型と考えた場合，図11-6aのように時間t_1で力を加えて，スプリングを伸ばすと力を加えている時間（t_2）まで，加えた力が一定であれば，伸びは一定で，それに対する応力も一定である。加える力をとり除くと，スプリングは元の状態に戻る。一方，粘性をダッシュポット模型と考えると，図11-6bのようになる。ニュートンの法則に従う粘性体を考えた場合，ピストンを一定の力で引っ張るとピストンの位置は移動する。t_1からt_2の時間，ピストンを引っ張ると応力は先のスプリングと同様に一定であるが，引っ張る力を除いても，ピストン位置は元には戻らない。

食品では，これらの弾性（スプリング）と粘性（ダッシュポット）が同時に存在し，直列モデルとしてマックスウェル模型が，並列模型としてフォークト模型が考えられており実際の食品はさらに，これらが複雑に関係したモデルである。

表11-1　静的粘弾性と動的粘弾性の一般的な特徴

	静的粘弾性
試　　料	なるべく均質なゾルあるいはゲル状食品
測定方法	急激に一定の応力または変形を試料に与えることによって生じる変形または応力を求める
測定手段	クリープ測定装置または応力緩和測定装置によりクリープ曲線または応力緩和曲線を得る
適 応 性	遅延時間や緩和時間のある程度長い現象についての研究に適し，測定は比較的長い時間を要する。1分またはそれ以上の測定時間で求めやすい
	動的粘弾性
試　　料	なるべく均質なゾルあるいはゲル状食品
測定方法	周期的な応力または変形を試料に与えることによって生じる変形または応力の変化を求める
測定手段	動的粘弾性測定装置により，周波数あるいは温度を広範囲に変化させ，多くは演算回路により，直接動的粘弾性定数を得る
適 応 性	遅延時間や緩和時間の短い現象を究明するのに適する。きわめて短時間に測定を終了することができる。周期が1秒以下の振動に対して測定しやすい

（出典：大羽和子・川端晶子編著『調理科学実験』学建書院，2003，p. 55）

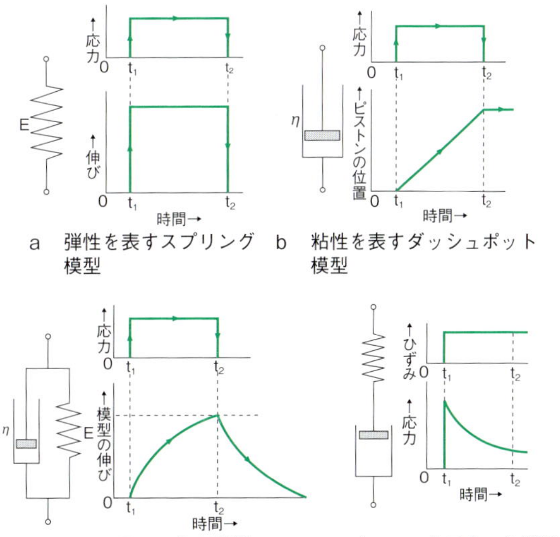

図11-6　力 学 模 型

（出典：大羽和子・川端晶子編著『調理科学実験』学建書院，2003，p. 48）

4 テクスチャーの測定

食べ物のテクスチャーは，かたさ・凝集性・粘性・弾力性・付着性，さらにもろさ・咀しゃく性・ガム性などにより説明されるもので，人が主観的に感じるものを客観的にする機器としてテクスチャー測定器がある。テクスチャーの測定では，使用するプランジャー（ディスク型や円筒型，V型など）の選択，圧縮幅など測定条件の設定が重要である。

実際の測定で得られるテスクチャーの測定曲線は図11-7aに示すような結果となる。図11-7aでは一定の速度で試料を押さえた場合に，試料に与えられる力が高さ（h）で表示される。また，試料に対して，どれだけ押さえつけるか（ひずみを与えるか）により，その面積（a_1，a_2，a_3）がエネルギーとして示される。結果は，試料に設定したひずみを与えるのに必要な力（図中のh）が，かたさを表し，fで示されている力が，もろさを表す。また，通常，食品のテクスチャー測定では，同一の試料に2回繰り返しひずみを与え，得られた面積比a_2 / a_1の比が凝集性を示す。また，1回目にプランジャーが設定条件のひずみを試料表面に与えて（押す），その後，試料から引き離すときに試料がプランジャーを引っ張るエネルギー（a_3）が付着性として検出される。

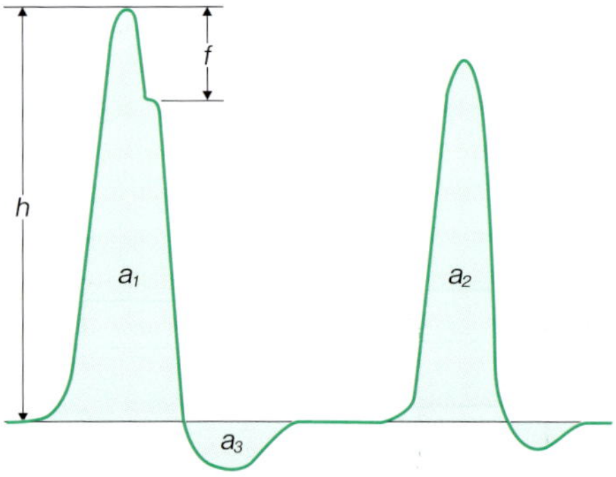

a テクスチャー記録曲線

h：1山目の高さ，a_1：1山目の面積，a_2：2山目の面積
a_3：1山目の負方向の面積，f：1山目の落ち込みの高さ

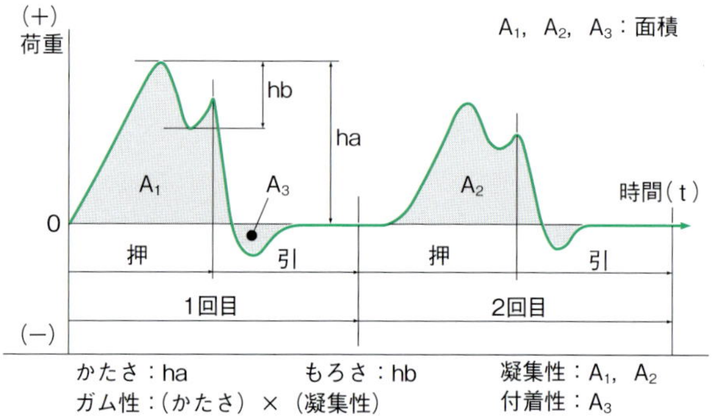

b テクスチャー特性解析例

図11-7 テクスチャー測定曲線

（出典：㈱山電 クリープメーター資料）

4．食品の組織観察法

1 顕 微 鏡

食べ物の食感は，食べ物の組織構成成分の存在形態によるものである。食べ物を口中に入れた場合に「きめが細かい」,「ざらつく」などの差異を感じるが，これは構成成分の分布状態，粒子径の影響によるものである。これらに関する情報を得る方法に顕微鏡観察がある。

（1）種　　類

光学顕微鏡：通常使用される顕微鏡で倍率 40 ～ 400 倍程度，スライドガラス上で観察するものである。

実体顕微鏡：立体的に観察できる顕微鏡で，6 ～ 60 倍程度で視野が広い。

位相差顕微鏡：でん粉粒のリング構造の観察に用いられる。生細胞など透明な物体の屈折率の差による明暗の差を利用して染色せずに観察できるものである。

ほかに偏光板か，偏光プリズムを利用した偏光顕微鏡があり，でん粉粒の糊化状態などの観察に適している。また，植物組織の葉緑体観察など蛍光性物質の観察や蛍光色素で処理した組織観察には蛍光顕微鏡が利用される。

（2）操 作 例

組織観察をする場合，実体顕微鏡のように，試料表面をそのままの状態で観察する場合もあるが，染色操作を行って組織の構造をより見やすくする手法がとられる。例えば，組織化学的な染色として，でん粉粒をヨウ素で染めて観察する場合や，じゃがいもに含まれるソラニン（有害アルカロイド）をクラーク試薬で染色する場合などである。これらの方法は，生試料でも十分に観察が可能である。しかし，食品内部組織構造を観察するためには，観察光が透過型であるため試料を薄い切片として，観察しやすいように染色しなければならない。食品の組織はやわらかいため，まず試料自体をある程度のかたさをもたせるための「固定」といわれる操作が行われる。固定後，水洗，脱水，包埋，薄切，染色，封入といった流れで試料が調製される。これら標本作製方法にはパラフィン包埋法，樹脂包埋法，凍結乾燥法，凍結切片法などがある。

電子顕微鏡では，試料の固定，脱水操作が必要であり，包埋後，超薄切片の調製が必要で熟練を要する。

参考文献

第１章　調理科学実験の基礎

１．実験を始める前に

・化学同人編集部編：実験を安全に行うために，化学同人，2007
・生活科学研究会：調理実習を安全に行うために，化学同人，1992
・広島大学総合科学部化学系編：改訂第５版 基礎化学実験，大学教育出版，2016

２．測定の方法と原理

・広島大学総合科学部化学系編：改訂第５版 基礎化学実験，大学教育出版，2016
・斎藤勝裕・坂本英文：絶対わかる分析化学，講談社サイエンティフィク，2007
・村上俊男編著：改訂 基礎からの食品・栄養学実験，建帛社，2014
・飯盛和代・仮屋園璋ほか：改訂 食品学実験ノート，建帛社，2004
・下村道子・和田淑子編著：調理学実験書，光生館，2000

３．そ　の　他

・佐藤秀美：おいしさをつくる「熱」の科学，柴田書店，2007
・国立天文台編：平成30年理科年表，丸善出版，2017
・日本化学会：改訂５版 化学便覧　基礎編，丸善，2004

第２章　味覚に関する実験

・島田保子・川端晶子・亀城和子・村山篤子：最新調理科学実験，学建書院，1986
・川端晶子監修：フローチャートによる調理科学実験，地人書館，1992
・今井悦子・安原安代編著：調理科学実験，アイ・ケイコーポレーション，2016
・日本フードスペシャリスト協会編：三訂食品の官能評価・鑑別演習，建帛社，2014
・小林茂雄：官能評価における統計処理の基礎，日本家政学会誌，62（12），2011

第４章　非加熱操作に関する実験

１．卵白の起泡性と泡の安定性

・下村道子・和田淑子：新調理学，光生館，2015
・下村道子・和田淑子：調理学実験書，光生館，2006
・山崎清子・島田キミエ・渋川祥子・下村道子・市川朝子・杉山久仁子：NEW 調理と理論，同文書院，2016
・今井悦子・安原安代編著：調理科学実験，アイ・ケイコーポレーション，2016

２．乳　　化

・下村道子・和田淑子：調理学実験書，光生館，2006
・山崎清子・島田キミエ・渋川祥子・下村道子・市川朝子・杉山久仁子：NEW 調理と理論，同文書院，2016
・大羽和子・川端晶子：調理科学実験，学建書院，2017
・日本フードスペシャリスト協会編：三訂 食品の官能評価・鑑別演習，建帛社，2016
・早渕仁美・中嶋加代子・小西史子：調理科学実験 第２版，医歯薬出版，2012

３．切砕方法と咀しゃくのしやすさ

・今井悦子・安原安代編著：調理科学実験，アイ・ケイコーポレーション，2016
・日本咀嚼学会編：咀嚼の本－噛んで食べることの大切さ－，口腔保健協会，2006
・吉野陽子・桑原礼子：食品の切り方が咀しゃく特性およびかみ易さに及ぼす影響，栄食誌，54，2001
・食品総合研究所編，柳沢幸江：高齢者の咀嚼運動と感覚特性「老化抑制と食品－抗酸化・脳・咀嚼－」，アイピーシー，2002

４．豆 の 吸 水

・山崎清子・島田キミエ・渋川祥子・下村道子・市川朝子・杉山久仁子：NEW 調理と理論，同文書院，2016
・今井悦子・安原安代編著：調理科学実験，アイ・ケイコーポレーション，2016
・奥田弘枝・畑江敬子・吉岡慶子編著：改訂 食事設計と栄養のための調理科学実験，光生館，2010
・松元文子・吉松藤子：四訂 調理実験，柴田書店，1997

第5章　米・小麦粉の実験

1．米 の 実 験

・川端晶子・畑　明美：Nブックス　調理学，建帛社，2008
・今井悦子・安原安代編著：調理科学実験，アイ・ケイコーポレーション，2016
・畑江敬子・香西みどり：調理学，東京化学同人，2016
・金谷昭子編：フローチャートによる調理科学実験・実習，医歯薬出版，2001
・木戸詔子・池田ひろ編：新食品・栄養科学シリーズ　食べ物と健康　調理学，化学同人，2016

2．小麦粉の実験

・川端晶子・畑　明美：Nブックス　調理学，建帛社，2008
・四宮陽子：クッキングエクスペリメント，学建書院，2015
・調理科学研究会：レクチャー調理学，建帛社，2010
・畑江敬子・香西みどり：調理学，東京化学同人，2016
・板橋文代：基礎調理の実験・実習，柴田書店，1995
・大羽和子・川端晶子：調理科学実験，学建書院，2017
・渕上倫子：食物と栄養科学シリーズ5　調理学，朝倉書店，2006
・岡田　哲：コムギ粉の食文化史，朝倉書店，1996

第6章　野菜・果実・いもの実験

1．野菜の実験

・高宮和彦編：シリーズ食品の科学　野菜の科学，朝倉書店，2001

2．果実の実験

・山崎清子・島田キミエ・渋川祥子・下村道子・市川朝子・杉山久仁子：NEW　調理と理論，同文書院，2016

3．いもの実験

・菅野道廣・上野川修一・山田和彦編：食べ物と健康Ⅱ，南江堂，2005

第7章　肉・魚介の実験

1．焼肉　しょうがプロテアーゼの効果

・山崎清子・島田キミエ・渋川祥子・下村道子・市川朝子・杉山久仁子：NEW 調理と理論，同文書院，2016

2．ハンバーグステーキ　副材料の役割

・山崎清子・島田キミエ・渋川祥子・下村道子・市川朝子・杉山久仁子：NEW 調理と理論，同文書院，2016

3．スープストック　加熱時間と香味野菜の効果

・エスコフィエ協会日本支部編纂：新西洋料理大系・第4巻，日本ディック社，1997

4．煮凝り　調製条件の影響

・永塚規衣・大川祐輔・木元幸一・長尾慶子：“煮こごり”のゲル化の研究　－調味料添加の影響について－，日本食生活学会誌，16（4），2006

5．生魚　食塩と酢の効果

・山崎清子・島田キミエ・渋川祥子・下村道子・市川朝子・杉山久仁子：NEW 調理と理論，同文書院，2016

6．魚のすり身　副材料の効果

・山崎清子・島田キミエ・渋川祥子・下村道子・市川朝子・杉山久仁子：NEW 調理と理論，同文書院，2016

7．いか　加熱変化と飾り切りの効果

・山崎清子・島田キミエ・渋川祥子・下村道子・市川朝子・杉山久仁子：NEW 調理と理論，同文書院，2016

第８章　卵・牛乳の実験

１．卵 の 実 験

・渋川祥子・杉山久仁子：新訂 調理科学－その理論と実際－，同文書院，2005
・山崎清子・島田キミエ・渋川祥子・下村道子・市川朝子・杉山久仁子：NEW 調理と理論，同文書院，2016
・川端晶子編著：新版 身近な食べ物の調理学実験，建帛社，1993
・奥田弘枝・畑江敬子・吉岡慶子編著：改訂 食事設計と栄養のための調理科学実験，光生館，2010
・早渕仁美・中嶋加代子・小西史子：調理科学実験 第２版，医歯薬出版，2012
・大羽和子・川端晶子：調理科学実験，学建書院，2017

２．乳・乳製品の実験

・渋川祥子・杉山久仁子：新訂 調理科学－その理論と実際－，同文書院，2005
・山崎清子・島田キミエ・渋川祥子・下村道子・市川朝子・杉山久仁子：NEW 調理と理論，同文書院，2016
・川端晶子編著：新版 身近な食べ物の調理学実験，建帛社，1993
・奥田弘枝・畑江敬子・吉岡慶子編著：改訂 食事設計と栄養のための調理科学実験，光生館，2010
・大羽和子・川端晶子：調理科学実験，学建書院，2017

第９章　成分抽出素材の実験

１．寒天・ゼラチン・カラギーナンゲルの特性に及ぼす副材料の影響

・西成勝好・大越ひろ・神山かおる・山本　隆：食感創造ハンドブック，サイエンスフォーラム，2005
・山内愛造・廣川能嗣：機能性ゲル，共立出版，1990

２．でん粉ゾルおよびゲルの性状

・村山篤子・大羽和子・福田靖子：調理科学，建帛社，2002
・今井悦子・安原安代編著：調理科学実験，アイ・ケイコーポレーション，2016

３．介護食のテクスチャー調整

・田中弥生・宗像伸子：おいしい，やさしい介護食，医歯薬出版，2004
・玉川和子・口羽章子・木地明子：第６版 臨床調理，医歯薬出版，2015

４．だ し 汁

・早渕仁美・中嶋加代子・小西史子：調理科学実験 第２版，医歯薬出版，2012

第10章　砂糖の実験

１．砂糖液の加熱温度と状態

・渋川祥子・杉山久仁子：新訂 調理科学－その理論と実際－，同文書院，2005
・山崎清子・島田キミエ・渋川祥子・下村道子・市川朝子・杉山久仁子：NEW 調理と理論，同文書院，2016
・川端晶子編著：新版 身近な食べ物の調理学実験，建帛社，1993
・早渕仁美・中嶋加代子・小西史子：調理学実験 第２版，医歯薬出版，2012

２．砂糖の結晶化

・山崎清子・島田キミエ・渋川祥子・下村道子・市川朝子・杉山久仁子：NEW 調理と理論，同文書院，2016
・川端晶子編著：新版 身近な食べ物の調理学実験，建帛社，1993
・早渕仁美・中嶋加代子・小西史子：調理学実験 第２版，医歯薬出版，2012
・山崎清子：調理のための調理実験，同文書院，2002

３．砂糖の糸引き

・渋川祥子・杉山久仁子：新訂 調理科学－その理論と実際－，同文書院，2005
・山崎清子・島田キミエ・渋川祥子・下村道子・市川朝子・杉山久仁子：NEW 調理と理論，同文書院，2016
・川端晶子編著：新版 身近な食べ物の調理学実験，建帛社，1993
・早渕仁美・中嶋加代子・小西史子：調理学実験 第２版，医歯薬出版，2012
・山崎清子：調理のための調理実験，同文書院，2002

４．カラメルソースの比重に関する実験

・山崎清子・島田キミエ・渋川祥子・下村道子・市川朝子・杉山久仁子：NEW 調理と理論，同文書院，2016
・川端晶子編著：新版 身近な食べ物の調理学実験，建帛社，1993
・山崎清子：調理のための調理実験，同文書院，2002
・中里トシコ・新谷寿美子：大妻女子大学家政学会研究機関誌靖淵，８，1965

第11章　調理科学実験で使う客観的測定法

1．色の測定法

・川端晶子監修：フローチャートによる調理科学実験，地人書館，1992
・片山　脩・田島　眞：光琳選書２　食品と色，光琳，2003

2．化学的測定法

・大羽和子・川端晶子：調理科学実験，学建書院，2017
・川端晶子監修：フローチャートによる調理科学実験，地人書館，1992
・大鶴　勝編：食物と栄養の科学３　食品学実験，朝倉書店，1988

3．食品の物性測定法

・大羽和子・川端晶子：調理科学実験，学建書院，2017
・川端晶子監修：フローチャートによる調理科学実験，地人書館，1992
・川端晶子編著：光琳選書４　食品とテクスチャー，光琳，2003
・川端晶子：食品物性学－レオロジーとテクスチャー，建帛社，1989
・磯　直道・水野治夫・小川廣男：食品のレオロジー　食の物性評価，成山堂書店，1998

4．食品の組織観察法

・大羽和子・川端晶子：調理科学実験，学建書院，2017

さくいん

〔編著者〕

長尾 慶子　東京家政大学大学院人間生活学総合研究科 客員教授

香西みどり　お茶の水女子大学 名誉教授

〔執筆者〕（五十音順）

和泉眞喜子　尚絅学院大学 名誉教授

後藤 千穂　名古屋文理大学健康生活学部 教授

後藤 昌弘　神戸女子大学家政学部 教授

小林 理恵　東京家政大学家政学部・(院)人間生活学研究科 教授

竹下真理子　元精華女子短期大学生活科学科 准教授

土屋 京子　東京家政大学家政学部 教授

永嶋久美子　川村学園女子大学生活創造学部 教授

升井 洋至　武庫川女子大学食物栄養科学部 教授

松本 美鈴　大妻女子大学家政学部 教授

Nブックス 実験シリーズ
調理科学実験〔第2版〕

2009年（平成21年）4月20日　初版発行～第7刷
2018年（平成30年）4月5日　第2版発行
2024年（令和6年）1月25日　第2版第7刷発行

編著者　長尾 慶子
　　　　香西 みどり
発行者　筑紫 和男
発行所　株式会社 建帛社
KENPAKUSHA

〒112-0011　東京都文京区千石4丁目2番15号
TEL (03) 3944-2611
FAX (03) 3946-4377
https://www.kenpakusha.co.jp/

ISBN 978-4-7679-0623-2 C3047　文唱堂印刷／愛千製本所